Docteur JAF

L'AMOUR SECRET

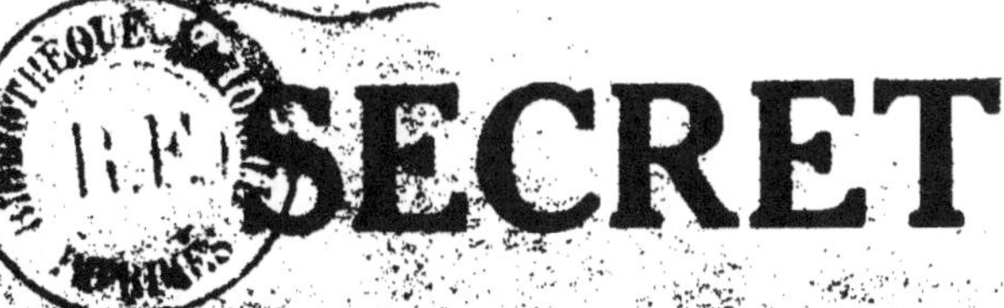

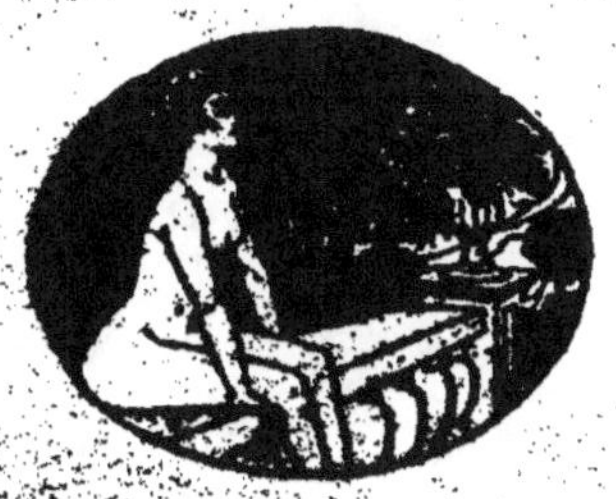

Librairies Artistique et Parisienne réunies
60, Boulevard Magenta, PARIS (X⁰)

L'Amour Secret

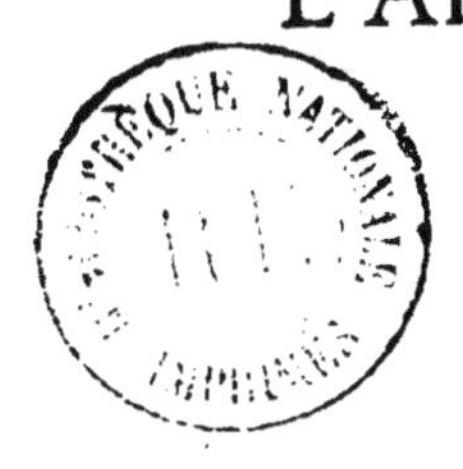

Docteur JAF

L'Amour Secret

« *Saisir habilement les nuances du plai-*
« *sir, les développer, leur donner un style*
« *nouveau, une expression originale, cons-*
« *titue le génie de l'amant ou du mari !* »

« Balzac. »

EN VENTE

A LA LIBRAIRIE ARTISTIQUE ET MÉDICALE

66, BOULEVARD MAGENTA, 66

PARIS

PRÉFACE

Sous ce titre d' « Amour secret » nous nous sommes proposé d'élucider les questions d'amour et surtout de démontrer que l'affinité séductrice et attractive qu'éprouve tout individu pour un autre individu du sexe opposé, est sujette à des conditions particulières, que ces conditions spéciales étant généralement peu ou pas connues, il était utile d'en divulguer la science.

Afin d'envisager l'amour sous tous ses aspects, il nous a semblé indispensable d'en exposer l'historique et la physiologie, pour enfin, entrer pleinement dans notre sujet, en connaissance de cause.

Nous ne nous cacherons pas de dire que les

principaux matériaux, coordonnés par nous, dans cet ouvrage, ont été empruntés à nombre d'auteurs célèbres qui ont écrit sur l'amour et la femme. C'est ainsi que, pour chaque variété du sujet, nous avons pu exposer méthodiquement les moyens théoriques et pratiques propres à mettre l'homme à même de savoir *faire naître un désir, le nourrir, le développer, le grandir et le satisfaire*, et par là, arriver à la parfaite harmonie en amour.

Nous ne nous dissimulons pas que, malgré l'excellence de nos intentions, le sujet que nous traitons sera souvent... descriptif; nous appelons un chat un chat...; mais

Honni soit qui mal y pense!

Nous disons avec Mantegazza :

« Ce n'est ni la vertu, ni la pudeur, ni les
« traités doctrinairement impudiques des ca-
« suistes qui fixent les frontières de l'honnêteté
« et du déshonnête entre l'homme et la femme;
« elles sont tracées par l'amour, d'une main
« sûre et infaillible ».

(Physiologie de l'amour.)

AVANT-PROPOS

Sur l'amour secret

L'homme porte l'homme dans son sein, et il ne le confie à la femme que pour le nourrir et le développer. La nature l'a voulu ainsi pour que l'homme ne rencontrât pas autant de difficultés dans l'exécution des œuvres dont est capable son génie, que s'il eût dû lui-même concevoir. La femme n'est pour ainsi dire qu'un membre de l'homme.

Les deux êtres forment un tout, qui ne peut se désunir sans encourir son altération et sa perte; la perpétuation de ce tout exigeant le concours de ces deux éléments et sa perfection, leur parfaite union. Or, pour qu'il y ait concours et liaison, il faut qu'il y ait affinité.

Donc, sous peine d'altération et de perte de la créature humaine, l'homme et la femme doivent être liés, et pour que leur liaison soit pleine, il faut que leur affinité réciproque soit la plus grande possible.

Dès que cette affinité est entravée par des obstacles, la liaison en souffre et la créature se dénature. Il faut, par conséquent, que cette affinité existe, qu'elle atteigne son maximum, il faut conjurer toutes les entraves qui peuvent nuire à son être et à son développement et les déchirer si l'on ne peut les conjurer par la force et par la ruse.

Voilà pourquoi nous essayerons, dans cet ouvrage, de définir *l'amour secret*, d'indiquer tous les secrets propres à renverser les obstacles à la réalisation des lois d'amour, et réaliser ainsi le bonheur suprême.

Presque toute la vie de l'homme est dans l'amour, le reste n'est qu'accessoire. Dans l'amour aussi surgissent tous les plaisirs, toutes les voluptés, tous les bonheurs, mais aussi tous les dangers.

L'amour est la fonction principale et, par

conséquent, le plus grand bonheur de l'homme.

L'amour met en mouvement tous les muscles, outes les fibres du corps, on peut manger et boire sans faire vibrer une fibre du cerveau, mais nul n'aimera une minute, sans ébranler les cellules cérébrales d'où il se dégagera une commotion, un cri, un retentissement dans le cœur et dont les coups se font ressentir jusqu'aux extrémités du corps. De là vient que toutes les conversations, même les plus abstraites retombent toujours sur l'amour; de là vient encore le mysticisme que les illuminés ont mêlé dans la communion des chairs, de là enfin, la chimère de priver l'homme de l'amour charnel, pour vouer sa raison tout entière à l'amour divin, sous prétexte que l'amour, en débilitant la raison, gaspille les forces de l'homme et le détourne de l'amour de l'être suprême. Si cela était, si le créateur eût jamais exigé cet amour cérébral exclusif, il n'aurait pas créé l'homme avec les organes de la génération.

Les lois de la nature ne peuvent jamais être violées; tout en dehors d'elles est pure folie;

les 'créateurs du célibat ont fait fausse route, il n'est pas possible d'empêcher la nature de fonctionner : il faut, même sans la femme, que les organes de l'amour fonctionnent; le célibat viole la nature.

L'*amour secret* est l'amour vrai, l'amour naturel, l'amour sans excès. Quiconque aime autrement, quiconque ne voit dans l'amour qu'un plaisir matériel, une débauche, payera cette erreur, soit par d'atroces douleurs, soit par une mort prématurée, soit par une progéniture maladive ou incomplète.

La nature n'a pas besoin que l'homme la réglemente, elle ne laisse jamais impunie la moindre de ses violations.

Ce livre n'est pas un livre de médecine proprement dite, c'est une apologie de l'amour vrai et de ses lois, de *l'amour secret*, ou mieux une nomenclature raisonnée des secrets d'amour, c'est-à-dire de ce qui doit être fait pour faire naître l'amour vrai, pour le consolider et le perpétuer entre deux amants. Dans l'amour vrai, le plaisir des sens y est pour beaucoup; mais si la puissance illimitée en amour qui élève la femme au-dessus de toutes les créatures, risque de devenir fatale et l'expose à tomber au-dessous de la dernière des brutes, de même l'homme, par sa liberté, par ses erreurs et ses vices, peut être jeté dans une extrême dégradation sur l'échelon le plus bas de l'existence. Donc entre la loi de la nature et la violation de cette loi, il n'y a que désordres, douleurs et ruines.

L'amour secret enseignera ce qu'il faut faire pour obtenir l'amour; ce qu'il faut éviter pour le conserver pur et entier; quelles sont les lois qui président à l'amour artificiel, à l'amour expérimental, à l'amour vrai, et enfin les moyens propres à faire naître la volupté et le plaisir là où la froideur se montre au début de l'union sexuelle. Le livre de *l'amour secret* dévoilera aussi toutes les turpitudes en amour, afin d'en faire saisir le contraste avec sa doctrine saine et morale.

II

L'amour au temps jadis

Il est dans la nature de l'homme de commander à la femme et de la protéger, dans celle de la femme d'obéir et de se laisser défendre. L'homme aime la femme pour sa faiblesse, la femme aime l'homme pour sa force.

Nous allons voir que de tous temps il en a été ainsi. L'homme et la femme apparaissent sur la terre; tout les étonne, les végétaux les intriguent et leur fournissent des aliments propres à satisfaire au besoin de leur corps. Les animaux les stupéfient et ils leurs déclarent la guerre ou la subissent. Chacun de son côté est inquiet; enfin ils se rencontrent et restent en présence l'un de l'autre, frappés d'une indicible émotion; tous deux frémissent et s'observent d'abord en silence. C'est avec une joie inconsciente qu'ils se contemplent; ils ne se sentent nullement effrayés, au contraire ils se réjouissent de leur vue réciproque.

L'homme, plus hardi, fait les premiers pas et la femme ne recule pas devant cet être inconnu d'elle; tremblante, émue, elle se laisse approcher; il pousse un cri en sentant la chair de la femme et tous deux se sentent envahis par une suprême impression.

Désormais ils ne se quittent plus, ils communiquent entre eux par la voix et le geste et s'en vont chercher un asile. Les chairs velues du mâle affrontent aisément les halliers; c'est lui qui ouvre la marche; il comprend déjà que la femelle a droit à sa protection, elle lui est chère dès le premier abord, il écarte les obstacles et la dirige avec soin. Une caverne se présente à se yeux, elle est occupée par des animaux; seul, il se fût peut-être détourné de l'obstacle; nue, sa compagne a jeté un cri de terreur et s'est serrée contre lui; dès lors, il court aux bêtes et entre en lutte avec elles, les attaque avec énergie. La femme, muette d'effroi et d'admiration, assiste au combat et l'encourage des yeux. Les animaux détruits, la caverne est libre, ils en prennent possession, la femme se presse avec amour contre l'homme, elle a un défenseur et aussi un maître. Lui, aussitôt, présente à sa compagne des lambeaux de chair des animaux tués qu'il vient de déchirer de ses mains puissantes, elle lui démontre sa joie et mange, puis s'occupe d'approprier leur nouvelle demeure.

Dans les courses à travers bois, où elle suit l'homme qui chasse, elle ramasse des feuilles et, rentrée au logis, elle prépare une couche confortable : elle se couvre de la dépouille des animaux tués et invite son compagnon, qui n'y avait pas songé, à en faire autant. Apeurée, elle fait comprendre à l'homme qu'il faut défendre aux animaux l'entrée de la caverne et l'homme la barricade. Pour le remercier de sa protection, elle le caresse, l'homme satisfait et encouragé fait des prodiges.

Un beau jour, la femme, éprise de vagabondage, veut sortir, l'homme s'y oppose, elle insiste, lui de même, elle se révolte, il la frappe, c'est ainsi que s'établirent leur position respective, ce fut la naissance des droits et des devoirs.

Une autre fois, un étranger apparaît soudain aux yeux du couple; les deux hommes se battent, la femme assiste immobile et muette à la lutte. Le nouveau venu est vainqueur, il prend la femme qui se laisse faire et loin de regretter le premier homme qu'elle eût connu, elle se félicite d'avoir trouvé un défenseur plus redoutable, quoique en même temps un maître plus terrible. C'est la loi naturelle.

Ceci n'est que le germe de l'amour. Ayant besoin l'un de l'autre, l'homme et la femme se rapprochent sans s'élever jusqu'à l'amour complet, le cœur manque de ce feu qui anime deux esprits de la même volonté, c'est *l'amour bestial* ou instinctif. Il fut révélé à nos pères pour la nature qui fonda sur lui la perpétuité de son œuvre : Ce n'est que l'embryon de l'amour complet qui doit plus tard régir le monde.

Chez les descendants des premiers êtres

créés, le désir n'eut qu'une loi : la satisfaction.
La femme qui voulait résister était prise de
force ; essayait-elle de fuir, elle était enlevée. Le
sentiment de la paternité lui-même disparais-
sait au milieu de cet assouvissement bestial.

En effet, la *Genèse* nous dit ceci :

« Après que les hommes eurent commencé à
« se multiplier sur la terre et qu'ils eurent en-
« gendré des filles, les enfants de Dieu, voyant
« que les filles des hommes étaient belles, pri-
« rent pour leurs femmes celles d'entre elles
« qui leur avaient plu.

« Et Dieu dit :

« Mon esprit ne demeurera pas toujours avec
« l'homme parce qu'il n'est que chair.

« Or, il y avait des géants sur la terre en ce
« temps-là, car depuis que les enfants de Dieu
« eurent épousé les filles des hommes, il en
« sortit des enfants qui furent des hommes puis-
« sants et fameux dans les siècles.

« Et la terre était corrompue devant Dieu et
« remplie d'iniquité. »

Plus tard, le Patriarcat éleva l'homme, mais
ce ne fut pas encore l'amour vrai, l'amour libre

permettant à deux cœurs de s'unir par sympathie. La femme étant toujours soumise et en quelque sorte esclave. Elle n'était qu'un instrument, un meuble à la disposition du maître; celui-ci la vendait, la prêtait et l'achetait. Abraham reprit sa femme enlevée par le Pharaon d'Egypte, chez lequel elle avait passé plusieurs jours. C'est encore Abraham qui, devant marier son fils Isaac, envoya son serviteur Eliezer chercher une jeune fille à la fontaine de Nachor et son choix tomba sur Rébecca. Le père de celle-ci, Bathuel, l'accorda sans connaître son futur gendre et Rébecca, en fille soumise, alla rejoindre avec empressement son fiancé qu'elle n'avait jamais vu. Ailleurs, c'est Loth qui cherchant à apaiser l'émeute des habitants de Sodome, contre les anges, offre de leur céder ses deux filles vierges. Laban ne se fait pas scrupule, plus tard, d'introduire sa fille Lia dans le lit nuptial de Jacob, à la place de sa sœur Rachel, qu'il lui avait solennellement promise.

Cela prouve que le sentiment de l'amour vrai n'était pas encore arrivé à maturité et que le mariage n'était qu'un simple arrangement de ménage. Les attractions personnelles restaient étrangères aux excitations sensuelles.

Cependant l'amour vrai naissait entre Jacob et Rachel. Jacob allant voir son parent Laban s'éprit de Rachel sa fille. La *Genèse* explique ce qui s'ensuivit :

« Or Laban avait deux filles, Lia qui avait les yeux chassieux, Rachel qui était belle et très agréable.

« Jacob ayant donc conçu de l'affection pour Rachel dit à Laban : Je vous servirais sept ans pour Rachel, votre seconde fille. Laban accepta, trouvant qu'il valait mieux lui donner sa fille qu'à tout autre et lui dit de rester avec lui. »

Donc Jacob aimait tendrement Rachel; sept ans étant accomplis, il demanda Rachel pour femme. Le soir venu ce fut Lia que Laban introduisit dans le lit de Jacob; celui-ci, « l'ayant prise pour femme, reconnut le matin qu'il n'avait eu affaire qu'à Lia », d'où protestations indignées ; Laban s'excusa en disant qu'un bon père de famille ne saurait marier sa cadette avant l'aînée. La seule transaction qu'il puisse accepter, c'est de lui donner bientôt aussi Rachel, à la condition qu'il restera encore sept ans à son service.

Jacob, subjugué par l'amour, accepte; c'est une éloquente introduction au triomphe de l'amour vrai, où l'affection accompagne a volupté !

Mais c'est un fait isolé, le pouvoir du chef de famille conserve encore assez longtemps son intégrité.

Le maître conservait le droit d'avoir une ou deux épouses et autant de concubines qu'il lui plaisait. La loi religieuse lui défendait seulement de connaître et de posséder par caprice pour un instant, toute femme étrangère à sa maison et en dehors du but de procréation; c'est ce qu'on nommait la fornication.

Là où le maître commande, là où la femme doit obéir, il ne peut y avoir ni tendresse, ni prières et, partant, point d'amour vrai.

Moïse vint, qui régularisa les lois de la famille :

« Vous ne commettrez point de fornications.
« Vous ne désirerez point la femme de votre
« voisin, ni son serviteur, ni sa servante, etc. »

La femme coupable était « un exemple pour tout le peuple, elle perdait sa dot que le mari pouvait garder ».

Avant Moïse, la femme répudiée et chassée devenait errante, abandonnée et se livrait à la prostitution. Les lois nouvelles disaient que, si le mari pouvait demander le divorce contre sa femme à cause de quelque chose de honteux, la femme avait le même droit à l'égard de son mari impuissant ou atteint d'une maladie contagieuse. Dans tous les cas la femme répudiée reprenait sa dot et jouissait de sa liberté, jusqu'à ce qu'elle eût contracté un nouveau mariage.

Le serviteur avait le droit de sortir de chez son maître après l'avoir servi pendant six ans et de partir avec *son habit et avec sa femme, s'il en avait une.*

Le maître qui achetait une servante, pouvait la renvoyer si elle lui déplaisait, mais il n'avait pas le droit de la vendre et s'il la faisait épouser à son fils, il devait la traiter comme les filles libres.

Le père ne pouvait vendre sa fille que dans le

cas de la plus extrême misère, et encore perdait-il ce droit si elle était pubère.

Comme on le voit, l'omnipotence des patriarches était déchue.

Les Egyptiens avaient pris, au contact des Israëlites, certaines coutumes de prévoyance dans l'union des sexes. De plus, chez eux, le mariage et l'amour avaient reçu une organisation spéciale. La femme était l'égale de l'homme dans l'intérieur, elle partageait sa table, prenait part aux distractions et le trône lui était même accessible.

L'amour avait aussi toute sa liberté. Toute union conjugale fut prohibée entre personnes issues du même sang, vivant sous le même toit, et, par cela même, la liberté de l'amour se trouva implicitement proclamée. En effet, dès que le maître ne put plus unir les membres de sa propre famille, n'ayant entre eux qu'une affection fraternelle, chacun prit une certaine hardiesse, sous l'aiguillon de la nécessité, et chercha loin de sa demeure une alliance. De là des rencontres imprévues, des regards échangés, de vagues désirs, bientôt plus accentués.

La nécessité de chercher femme, le besoin de plaire stimulait l'émulation de la jeunesse ; les difficultés de la conquête augmentaient le prix qu'on y attachait, les qualités de l'épouse convoitée étaient soigneusement cherchées et l'orgueil en exagérait même la valeur. La femme avait ainsi conquis la liberté de son choix parmi les concurrents, c'était donc réellement la naissance de l'amour vrai et libre.

Mais cet état de chose fit vite apparaître le revers de la médaille, l'émancipation de la femme produisit les *femmes fortes* et les *courtisanes*.

On vit alors les femmes fortes occuper les fonctions viriles, et chez celles-ci l'amour vrai ne se montra jamais. Chez les courtisanes, les plaisirs mercenaires firent perdre à l'amour les avantages qu'on pouvait espérer de sa liberté conquise.

Dalila fut le type de la femme d'argent, elle vendit Samson dès qu'elle eut épuisé ses ressources, pour trente pièces d'or. Elle était aussi d'une lubricité remarquable : « Elle le tint plusieurs jours attaché auprès d'elle,

sans lui donner aucun temps pour se repo-
ser. »

C'est pourquoi Samson, tombé dans une lassitude absolue, fut aisément livré à ses ennemis.

Les courtisanes de ce temps-là étaient passées maîtresses dans l'art de l'amour féroce. Salomon nous dit ceci en effet :

« Comme je regardais par la fenêtre, j'aperçus le soir, au moment où la nuit devenait obscure, un jeune insensé qui se dirigeait vers certain logis ; une femme fut à sa rencontre parée en courtisane, pleine de ruse, bruyante, débauchée, courant tantôt sur les places publiques, tantôt se tenant aux aguets aux coins des rues ; elle l'arrêta et l'embrassa avec effronterie. — Je te cherchais, j'ai parfumé mon lit de myrrhe, d'aloès et de cinamone, je suis seule, viens, réjouissons-nous jusqu'au matin. — Il fut pris au filet par ce discours trompeur, et il la suivit comme le bœuf dont on va faire une victime, comme l'agneau qui ne comprend pas qu'on le conduit à la mort... Maintenant donc, jeune homme sois attentif à mes discours ; ne te laisse pas égarer par cette femme, sa maison est le chemin du tombeau. »

Au milieu de ces débauches des sens on voit cependant apparaître l'amour pur, l'amour pieux.

Ruth, la jeune et douce exilée du pays de Moab, idéalisa l'amour de l'âme, comme Rachel celui du cœur. Le dévouement et la pitié de Ruth furent compris du vieux Booz, qui épousa la jeune veuve de qui il eut Obed, l'aïeul de David.

Au contraire David donna des exemples de sensualisme excessif. Ne vit-il pas du haut d'une terrasse une femme entrer au bain, il la trouva belle, l'envoya quérir et quand elle vint, il *fut dormir avec elle*. C'est assez démonstratif comme acte de désinvolture lubrique.

Plus tard, le même roi David se releva de ses chutes par la poésie inspirée de l'amour le plus pur et le plus ardent, *Le Cantique des cantiques*. « Elle forme l'Epithalame sublime du *Naar* et de la *Bédoula*, de la Sulamite et du bien-aimé. »

Voici maintenant le type effrayant de l'amour

orgiaque et libidineux : Sémiramis, esclave devenue femme de roi, fait mourir Ninus pour prendre sa place sur le trône et se livre à toute sorte de débauches. Ses enfants indignés veulent la contraindre à déposer la couronne elle les fait mettre à mort.

La débauche et le libertinage sont partout. Ils s'étendent de Jérusalem à toutes les cités de l'Orient. La Bible dit :

« Les enfants d'Israël ne marchent plus dans la voie de Dieu. — Ils offensent le Seigneur par des actions criminelles. — Ils adorent des abominations contre sa défense expresse. — Magistrats et chefs de famille entrent dans le violement de la loi. — Juda tombe dans la fornication de la maison d'Achab? »

L'amour avait perdu toute sa grandeur, il n'était plus passion, il n'était plus sentiment, c'était un amour public, éhonté, se réduisant à l'acte bestial et lubrique.

Après les temps héroïques, la Grèce nous montre l'amour dans sa virilité; on trouve ce sentiment bien exposé dans l'Iliade. D'après

Homère, l'amour repose sur trois principes divins : Le respect des lois naturelles, l'exclusion du mariage entre les membres de la même famille et la sainteté du lien conjugal. Plus tard, le libertinage pénètre dans les familles, les servantes se livrent aux étrangers sous les yeux de leurs maîtres, pour le prix d'un bon repas.

Le maître avait le droit de disposer de ses esclaves d'une façon absolue, il était libre de les louer au mois et à la journée, *pour toutes sortes d'usages*.

Sous Solon, les esclaves obligées de se livrer au premier venu, de par la volonté du maître, devinrent si nombreuses que le législateur se trouva contraint, pour atténuer le scandale de leur exhibition publique, de les reléguer dans des quartiers spéciaux, où elles ne pouvaient même pas se montrer le visage découvert. Enfin, il les assujettit au payement d'une taxe : c'était l'établissement de la prostitution légale. Point d'amour, la passion se réduisait à l'acte bestial. L'éclat du vice, la facilité des plaisirs dans les villes faisaient que l'homme, pressé de jouir de ce qu'il désirait, ne se donnait même pas le temps de chercher et d'attendre. Or, il est évident que, sans attente, sans soupirs, l'amour ne pouvait naître. L'amour prenait l'aspect d'une transaction commerciale, parce que les appétits du luxe et de l'argent facilitaient l'acquisition de ce qu'on désirait en ce sens, on préférait acheter les victoires toutes prêtes au lieu de prendre la peine de conquérir par le cœur.

A Sparte, l'amour était également inconnu, les lois sévères de Lycurgue s'y opposaient même dans le mariage ; mais là, on trouvait la pudeur des filles placée sous la protection des lois. Tout attentat en ce sens était puni de mort.

On ne pouvait contracter mariage sans l'autorisation des parents, ceux-ci choisissaient les époux aux filles. A défaut de parents, la loi prenait la défense des convenances, elle poursuivait une femme qui se serait permis d'épouser un esclave, de même un citoyen qui se mariait avec une étrangère.

De par la loi, le citoyen ne devait prendre

femme que dans le but de donner des enfants à la patrie. Du reste, les douceurs du mariage lui étaient interdites.

Le régime de la possession en cachette était imposé pendant plusieurs années aux jeunes époux.

« Lycurgue savait que des désirs trop tôt et trop souvent satisfaits se terminent par l'indifférence ou le dégoût, dit Barthélemy; il voulut que les époux eussent le temps de s'accoutumer à leurs défauts et que l'amour, dépouillé insensiblement de ses illusions, parvînt à sa perfection en se changeant en amitié. Le législateur spartiate tenait essentiellement à ce que la femme fût choisie pour elle-même, en considération de ses qualités physiques et morales, toute question d'intérêt était écartée, aussi défendait-il de lui donner une dot. »

Le mari était obligé de consacrer à sa femme trois nuits au moins par mois, et lorsque cette cohabitation ne conduisait pas la femme à la maternité, elle pouvait réclamer les *soins* d'un proche parent à cet époux peu capable. Le législateur voulait lui assurer à tout prix l'avantage de fournir à la République son contingent de petits citoyens. A l'exception de ce privilège, l'épouse lacédémonienne subissait la loi commune des femmes grecques : c'est-à-dire soumission à toutes les volontés de l'époux, séquestration de la société des hommes. Elle ne sortait pas sans avoir la tête couverte d'un voile, nul ne pouvait faire son éloge, son mari était sensé connaître seul ses qualités et ses défauts. Les riches étoffes et les bijoux lui étaient interdits, comme appâts toujours funestes aux mœurs.

L'amour à Sparte était réglé par la loi, les relations des sexes se basaient plutôt sur l'exécution des règlements administratifs, que sur les penchants des deux êtres l'un pour l'autre. Les femmes constituaient des couveuses à la disposition de l'Etat, elles ne devaient accorder à l'amour que juste le temps absolument nécessaire à la procréation.

Dans ces conditions, elles ne pouvaient comprendre les sensations voluptueuses et variées de l'amante qui partent à la fois du cœur et des sens.

Dans toute la Grèce, les femmes étaient, à tout âge, enfermées dans des maisons sans fenêtres extérieures, elles ne sortaient que voilées et accompagnées de suivantes âgées et de confiance éprouvée.

Le mari qui mettait tant d'attention à soustraire sa femme aux regards de ses amis, ne se faisait pas de scrupule de la léguer à l'un d'eux par testament, et même de la lui céder de son vivant, afin d'obtenir des enfants qu'il ne pouvait avoir lui-même. La loi sanctionnait ce prêt afin que tout citoyen eût un héritier.

Sapho inaugura l'ère de la femme libre et par suite naquit sur cette terre l'amour vrai.

L'amour de cette femme célèbre pour Phaon, qui la dédaigna, lui inspira cette invocation à Vénus où transpire la plus ardente passion pour l'ingrat qui la dédaigna :

« Immortelle Vénus, fille de Jupiter, toi qui sièges sur un trône brillant et qui sais habilement disposer des ruses de l'amour; je t'en conjure, n'accable point mon âme sous le poids des chagrins et de la douleur; accours à ma voix. Tu vins autrefois, quittant le palais de ton père et descendant sur ton char doré. Les charmants passereaux t'amenaient de l'Olympe à travers les airs qu'ils agitaient de leurs ailes rapides. Dès qu'ils furent arrivés, ô Déesse ! tu me souris de ta bouche divine, tu me demandas pourquoi je t'appelais ; quels tourments ressentait mon cœur ; en quels nouveaux désirs il s'égarait ; qui je voulais enchaîner dans les liens d'un nouvel amour ? — Qui oserait te faire injure, ô Sapho ? me disais-tu ; s'il te fuit aujourd'hui, bientôt il te recherchera ; s'il refuse aujourd'hui tes dons, bientôt il t'en offrira lui-même ; s'il ne t'aime pas encore, il t'aimera bientôt, dût-il le faire alors malgré toi... — O viens, viens donc en ce jour, Déesse, me délivrer de mes cruels tourments, rends-toi aux désirs de mon cœur ! ne me refuse pas ton secours tout puissant ! »

Hélas ! invocation inutile, Phaon resta sourd à ses soupirs et Sapho désespérée se précipita du haut du rocher de Leucade dans la mer.

C'est Sapho qui disait :

« L'amour est fils de la terre et du ciel, la persuasion est fille de Vénus ; réjouissez-vous, jeunes épouses, réjouissez-vous, époux respectables. »

En effet, la persuasion n'est-elle pas la liberté dans l'amour; n'est-elle pas la libre volonté de celle qui se donne substituée à la violence du ravisseur et au despotisme du maître qui ordonne?

Bientôt le culte de l'intelligence enseigné par Sapho et ses disciples, émancipa les esclaves qui, au lieu de se mettre en révolte contre leurs maîtres, les séduisirent.

Une foule de femmes, d'abord esclaves, passèrent dans la classe des courtisanes libres, beaucoup furent émancipées par leurs maîtres ou rachetées par leurs amants.

Ainsi se créèrent les Hétaïres, ces femmes qui, ayant conscience de leur valeur, repoussèrent le joug de la jalousie maritale qui les condamnait à l'ignorance.

Pendant que l'épouse et la mère conservaient le privilège de maintenir l'honneur dans le foyer domestique et d'élever les enfants, l'hétaïre était chargée d'embellir l'extérieur de la maison, elle eut la direction de la mode, de l'élégance, du goût, des arts, voire même de la politique.

La célèbre Aspasie fut homme d'Etat, philosophe et poète, elle sut captiver Périclès et le guider dans le génie du goût en toutes choses.

C'est précisément au temps des hétaïres que l'on trouve la plus glorieuse époque de la Grèce. Ce fut le règne de l'amour en même temps que celui du respect du foyer entretenu par l'épouse.

La femme aimée, l'hétaïre, entretenait la passion du beau, de la poésie, des arts, la grandeur de la Grèce antique !

A Rome, ce fut la force qui prima tout. La femme, au début, ne fut aux yeux de la loi qu'une esclave, une chose appartenant au mari, un être sans initiative, sans influence. L'homme avait droit de vie et de mort sur sa femme et ses enfants, il pouvait répudier son épouse, la chasser du domicile conjugal, la céder à un ami, avec ou sans condition.

Mais, chose remarquable, cette femme romaine, dépouillée de toute prérogative de l'être pensant, trouvait le secret de montrer dans la vie une fierté inouïe, une liberté d'allures exceptionnelle, une initiative absolument remarquable ; de telle sorte que l'homme qui l'avait reléguée dans le foyer domestique, en lui voyant prendre résolument place dans les agitations du forum, en la voyant se rendre tellement utile dans les cas graves, se montrer si courageuse pour lutter pour la patrie, l'homme la laissa marcher de front avec lui : heureux et fier de trouver en elle un soutien, un compagnon à ses travaux.

On trouve la preuve de ces faits dans Plutarque, quand il raconte que lorsque les fugitifs de Troie abordèrent dans le Latium, leurs femmes, très fatiguées par la mer, exigèrent qu'ils arrêtassent leur course sur cette terre ; les maris s'y refusèrent. La femme grecque se serait bornée à gémir avec résignation ; les Troyennes trouvèrent une mâle énergie en touchant l'âpre sol du Latium. Une d'elles, qui portait le nom symbolique de Roma (la force), ameute ses compagnes et leur fait brûler les vaisseaux, afin de couper toute retraite aux proscrits. Ceux-ci, interdits, mais n'osant punir cette révolte, sont obligés de se fixer sur les bords du Tibre, et Rome fut fondée.

Plus tard, les Sabines surent s'emparer de la confiance de leurs ravisseurs; ne surent-elles pas encore intervenir entre les deux armées et apaiser les Sabins irrités contre les Romains, leurs époux qu'elles avaient rapidement aimés?

C'est l'amour, l'amour libre qui pouvait seul donner naissance à ces nobles sentiments. La femme devenait toute puissante sur son époux, par l'amour!

La femme Romaine, bien qu'enchaînée par la loi, se rendit libre, elle vivait dans la rue, prenait part à tous les événements. Elle consentait à obéir, sous certaines réserves, à son mari, mais à son mari seulement, et l'amour semblait adoucir sa sujétion légale.

A Rome, la loi respectait, au contraire de celle de Sparte, les sentiments, les ardeurs naturelles, et ne s'introduisait pas indiscrètement dans les intimités du lit conjugal; elle permettait à l'homme d'être complètement époux, amant et père.

Malheureusement, l'influence du luxe et des richesses vint éteindre cette homogénéité de l'amour des premiers temps de Rome.

Ce fut lors du triomphe où Paul-Emile, rentrait à Rome, vainqueur de Persée, roi de Macédoine, que l'amour du luxe, des bijoux, des grandeurs s'empara surtout de l'esprit des dames Romaines.

L'histoire rapporte que le vainqueur eut l'imprudence d'étaler, dans cette circonstance, non seulement la famille du roi vaincu, les enseignes, les armes, les chars de guerre enlevés aux Macédoniens, mais les immenses richesses de la Grèce dépouillée. Statues, coupes, armures, vases précieux, bijoux de toute nature et de tout prix, riches tentures, argent monnayé entassé dans des plats d'or, chars éblouissants, furent orgueilleusement promenés aux regards d'une population longtemps pauvre et dédaigneuse des richesses.

Les femmes contemplaient ces richesses, ces merveilles de l'opulence. On ne se gênait pas de leur dire que cet or entassé dans ces plats de métal précieux, représentait le prix qu'avait payé Alcibiade pour les faveurs de l'hétaïre Néréa; que les vases enrichis de perles avaient été données à Laïs, pour quelques semaines de complaisance; que bracelets, colliers, agrafes égalaient à peine ce que l'on trouvait à Corinthe; que tous ces trésors, ces richesses, qui avaient coûté si cher au vainqueur des Macédoniens, n'avaient coûté que des sourires aux belles séductrices de la célèbre cité.

Il n'en fallait pas plus pour faire soupirer les belles Romaines!

Dès lors, le mariage et l'amour ne furent plus pour la femme que des moyens d'enrichissement et de succès politiques. Comme aussi pour les praticiens qui surent les exploiter. De là des alliances sacrilèges, des unions menteuses et des divorces sans nombre.

Si Paul-Emile avait rapporté de la Macédoine la volupté et le luxe des courtisanes, Sylla rapporta de l'Orient la corruption des harems. Grâce à ses nombreux divorces, cet homme de guerre se fit un véritable sérail de

danseuses et de joueuses de flûte, dont il avait
soin d'éviter les charges d'entretien.

Bien des époux lui livraient leurs femmes
pour quelques pièces d'or et des amants leurs
maîtresses, pour obtenir l'honneur d'être admis
parmi ses courtisans.

Puis vint Crassus, le vainqueur de l'Espagne,
qui joignit le libertinage à la gastronomie.

Enfin César apporta la dissolution. Avec lui
la dictature se frayait le chemin à l'aide de la
débauche et de l'abaissement des armes. Sous
des apparences d'austérité, on le voit se faire
remarquer pour le respect des mœurs et des
femmes honnêtes; puis, lorsque son intérêt le
pousse, il ne se fait pas scrupule de traiter
l'amour et le mariage avec la froideur calculée
d'un homme qui cherche moins des affections
que des alliances.

Tombé amoureux de Cléopâtre, il le fut tout
juste assez de temps pour acquérir des droits
au trône, en lui faisant un enfant.

Sa réputation de séducteur était si bien éta-
blie que ses soldats entrant à Rome chantaient :

« Romains, cachez vos femmes, nous vous

amenons ce voluptueux chauve qui a conquis les dames gauloises avec l'or enlevé à leurs maris ! »

Portia, la femme de Brutus, nous représente l'amour conjugal sublime : elle se fait admettre au rang des conjurés qui assassinent César, pour partager les dangers de son époux.

De même Cornélia, la femme du grand Pompée, est une âme d'élite ; elle suit son mari dans la bonne comme dans la mauvaise fortune. Veuve, elle montre une constante douleur que nulle autre femme n'a surpassée.

Antoine, le maître de l'Orient, fut vaincu par l'amour ; il ne sut pas profiter de la leçon que lui avait donnée César, lorsqu'il abandonna subitement le lit de la reine d'Egypte ; il se fit une religion dont Cléopâtre était la déesse, l'amour le dogme et la volupté le culte.

Il oublia auprès de la belle Africaine l'Empire et ceux qui le lui disputaient.

Octave, le vainqueur d'Antoine, devenu César Auguste, s'occupa de mettre un frein à la débauche et à la dépravation. Il n'y parvint qu'en partie : néanmoins les amis du plaisir, hommes d'esprit et de bonne condition, renoncèrent d'eux-mêmes à l'orgie. La société revint au respect de l'amour, et ceux qui ne le pratiquèrent pas personnellement l'admirèrent chez les autres.

Cet état de choses ne dura pas longtemps, le monde Romain tomba bientôt sous le joug ignoble de quelques Césars, dont plusieurs atteignirent un degré de dépravation et d'infamie épouvantable.

L'amour pur et viril des premiers temps de la république, comme celui léger et galant des poètes érotiques, sombra dans cette époque néfaste.

L'amour ignoble, l'amour des lupanars et des repaires, l'amour incestueux, l'amour bestial, l'amour impuissant, cherchant à retrouver quelques lueurs de puissance chancelante dans les voluptés monstrueuses, tels fut le dévergondage abject qui descendit du Palais des Césars dans la rue.

Tibère avait établi à Caprée des réduits destinés à ses débauches; c'était là que les jeunes filles et les jeunes garçons imaginaient des plaisirs monstrueux, formaient entre eux une triple chaîne et, ainsi enlacés, se prostituaient devant lui pour ranimer par ce spectacle les désirs éteints de cet empereur.

Caligula eut un commerce impur avec toutes ses sœurs. Il fut aussi infâme dans ses mariages que dans ses divorces. Sans parler de ses incestes et de sa passion pour la courtisane Pyrallide, il ne respecta aucune femme.

Claude, l'époux de la fameuse Messaline, qui se prostituait dans les plus infâmes maisons de débauche, porta l'amour jusqu'à l'excès.

Néron viola une vestale; il fit eunuque un jeune garçon et l'épousa solennellement. Il n'y avait pas chez cet homme un membre qui ne fût souillé.

Gallia fut l'apôtre de la pédérastie.

Vitellius passa son enfance et sa première jeunesse à Caprée, servant aux plaisirs de Tibère.

Commode fut l'émule de Caligula et de Néron. On dit de lui qu'il fut impudique, méchant, cruel, libidineux, et qu'il souilla même sa bouche.

Héliographe fut l'incarnation du vice et de la folie érotique.

A cette époque, les grandes courtisanes attiraient à elles les gens mariés, et les femmes légitimes sacrifiaient souvent leur honneur pour disputer aux autres leurs succès éphémères. Elles tenaient en honneur de ravir à leurs rivales une part de leurs triomphes et des adulations que les hommes leur portaient.

Au début de l'ère chrétienne, la débauche n'avait rien perdu de ses effroyables progrès, mais dès l'avènement des empereurs chrétiens, elle se modifia sensiblement.

La Gaule, l'Espagne et le nord de l'Europe avaient résolu le grand problème de l'indépendance de la femme; son autorité, son égalité sociale étaient fondées sur la libre disposition de sa main.

Chez les Gaulois, la fréquentation des sexes ne descendit jamais au rang de simple distraction, on ne courtisait pas une femme par désœuvrement ou par galanterie. L'amour exigeait la maturité de l'âge. « Il était honteux, dit Aulu-Gelle, de connaître une femme avant vingt ans. »

Etroitement unies à l'existence de leurs maris, les femmes Gauloises ne se séparaient jamais de ceux-ci, pas même dans les expéditions guerrières. Chez ce peuple fier, l'amour était grand, le dévouement profond, par cette raison que la femme s'était donnée volontairement. Elle secondait son mari dans les combats, partageait ses revers et ses gloires. En Orient, l'homme possédait la femme esclave sans l'aimer, parce qu'elle ne partageait ni ses travaux ni ses dangers.

Aux premiers temps du moyen âge, la débauche fut triomphante, les seigneurs faisaient montre de tous les vices et ne conservaient aucune pudeur. L'inceste se multipliait sous les formes les plus hideuses; le fils ne faisait pas grâce à sa mère; la mère ne respectait pas l'innocence de son jeune enfant; le frère attaquait sa sœur; le père polluait sa fille. Lorsqu'apparut la chevalerie.

La chevalerie fut, dit Ampère, le roman de la féodalité, mais son roman historique. On ne trouve pas dans l'antiquité cette idée d'associer l'amour à l'héroïsme, d'envisager l'estime d'une femme comme l'objet le plus élevé de l'activité humaine et d'ériger l'amour en principe suprême de la moralité.

Une fois qu'il avait choisi sa dame, le chevalier devenait plus valeureux. Une dame ne prenait jamais pour chevalier le lâche qui fuyait le péril.

Le moyen âge avait fait de l'amour le principe de la chevalerie, il en fit même une sorte d'institution contre le mariage. Ces cours d'amour n'admettaient pas la possibilité de l'amour dans le mariage.

Voici un jugement en cours d'amour par la comtesse de Champagne.

La question était : « Le véritable amour peut-il exister entre personnes mariées? »

Réponse : « Nous disons et assurons par la teneur des présentes, que l'amour ne peut étendre ses droits sur des personnes mariées. En effet les amours s'accordent tout naturellement, et gratuitement, sans être contraints par aucun motif ni nécessité; tandis que les époux sont tenus par devoir de subir réciproquement leurs volontés et de ne se refuser rien les uns les autres.

« Que ce jugement que nous avons rendu avec une extrême prudence et d'après l'avis de grand nombre d'autres dames, soit pour tous d'une vérité constante et impitoyable.

« Ainsi jugé l'an 1174, le troisième jour des calendes de mai, induction VIIe. »

Les chevaliers qui filaient le parfait amour avec les dames et demoiselles et qui n'en obtenaient pas *le don d'amour en sa merci*, se dédommageaient de ces privations avec les servantes. C'était même un usage d'hospitalité que de *garnir la couche* d'un chevalier qui demandait asile dans un château.

Au commencement du XIIe siècle on trouve le type par excellence de l'amour fidèle et sans bornes; celui d'Héloïse et d'Abailard; c'était un amour charnel mais un amour réel. En voici le tableau par Abailard lui-même dans une lettre qu'il écrivait à un ami :

« Sous prétexte d'étudier, nous étions donnés tout entiers à l'amour; ces mystérieux entretiens que l'amour appelait de ses vœux, les leçons nous en ménageaient l'occasion. Les livres étaient ouverts, mais il se mêlait plus de paroles d'amour que de philosophie, plus de baisers que d'explications; mes mains revenaient plus souvent à son sein qu'à mes livres; nos yeux se cherchaient, réfléchissant l'amour, plus souvent qu'ils ne se portaient sur les textes... Que vous dirais-je? dans notre ardeur, nous avions traversé toutes les phases de l'amour, tout ce que la passion peut imaginer de raffinements, nous l'avons épuisé. Plus ces joies étaient nouvelles pour nous, plus nous les prolongions avec délire. »

On sait ce qu'il advint de ces fatales amours, « Abailard fut puni par où il avait péché! »

Avec le moyen âge finit l'amour chevaleresque; à la renaissance il se transforma en galanterie. « La galanterie, dit Montesquieu, n'est point l'amour, mais elle est le délicat, le léger, le perpétuel mensonge de l'amour. »

« Pendant que les veuves faisaient l'amour avec extravagance, dit Sauval, les filles, de leur côté, en usaient de même; le reste, le front levé, et toute honte perdue ; à l'égard des scrupuleuses, quantité se mariaient aux premiers venus, afin de se divertir après sans crainte, avec qui bon leur semblerait. »

Brantôme cite aussi : « forte et honneste demoiselle disant à son serviteur : — Attendez un peu que je sois mariée et vous verrez comme sous cette courtine du mariage qui cache tout et ventre enflé et découvert, nous y serons à bon escient ! »

L'épopée galante dura jusqu'au XVIIIe siècle, il y eut la galanterie de l'esprit, celle du cœur, puis celle des sens.

Vint le temps des derniers Valois ; ce fut une honteuse époque de l'histoire galante ; ensuite la galanterie se traîna dans la fange jusqu'à la fin du règne de Louis XV.

Le concubinage qui avait eu dans l'antiquité et dans les premiers siècles du moyen âge, une existence reconnue et protégée par la loi, était alors frappé de réprobation aux yeux de la morale et ne conservait pas même, au milieu de la société, une position équitable, avouée ou tolérée. On ne pardonnait pas à un homme marié ou veuf d'avoir une maîtresse à demeure, de cohabiter avec elle. Mais on toléra la jeune entretenue, c'est-à-dire celle que *le monsieur* allait voir au dehors de chez lui et avec qui il ne vivait pas absolument.

La révolution fit disparaître les vices brillants de la noblesse et tua la haute galanterie.

III

Physiologie de l'amour

L'amour est un sentiment si difficile à analyser que nous préférons en donner simplement quelques définitions d'écrivains célèbres, plutôt que de fatiguer le lecteur par des théories sans fin.

— L'amour est je ne sais quoi, qui vient de je ne sais où et qui finit je ne sais comment.

Mlle DE SCUDÉRY.

— L'amour est la poésie des sens.

BALZAC.

— L'amour, c'est être deux et n'être qu'un,

un homme et une femme qui se fondent en un ange, c'est le ciel.

VICTOR HUGO.

— L'amour, c'est l'égoïsme à deux.

DE BOUFFLERS.

— L'amour, tel qu'il existe dans la société, n'est que le contact de deux épidermes.

CHAMPFORT.

— Aimer, c'est avoir le plaisir à voir, toucher, sentir, par tous les sens et d'aussi près que possible, un objet aimable ou qui nous aime.

STENDHAL.

> Amour est une affection
> Qui par les yeux dans le cœur entre
> Puis pour sa destruction
> S'écoule par le bas-ventre !

RÉGNIER.

Il y en a pour tous les goûts, mais en résumé on peut dire qu'en amour il y a trois sentiments distincts : l'appétit sexuel, l'attrait de la beauté, l'affection personnelle ; c'est-à-dire, l'amour physique, l'amour esthétique et l'amour idéal.

Dans le premier cas, il faut dire, avec Marc-Aurèle, que l'amour est une convulsion ; dans le second, avec Platon, que l'attrait du beau est l'élément essentiel de l'amour ; dans le troisième, l'affection personnelle s'ajoute aux deux premiers éléments. Ainsi se complète l'idée réelle que l'on doit avoir de l'amour.

L'amour engendre une sensation agréable, la joie, le bonheur, d'où le désir.

En amour tout l'être est imprégné de bonheur, les yeux sont ravis de l'objet aimé, les oreilles enchantées d'en entendre la voix, le goût et l'odorat sont aussi favorisés d'une sensation particulièrement agréable. Le sens du tact est le plus délicieusement affecté (nous en reparlerons plus loin).

La jouissance qu'éprouve l'amant à presser la main de son amie ne saurait se décrire ; nul enthousiasme ne peut rivaliser avec celui de la sensation enivrante d'une lèvre qui cueille l'extase sur la lèvre aimée.

L'amour est un sentiment qui procure seul

les plus ardentes voluptés ; le désir, la mutualité des sentiments et la possession.

La vue engendre le désir ; une rencontre imprévue, un incident quelconque crée la sympathie, détermine l'attraction. Les charmes du caractère, les agréments de l'esprit, les grâces du physique, la beauté ou la gentillesse du visage, sont le cours ordinaire et explicable de ce qui se passe le plus ordinairement.

Mais quand il arrive que la personne distinguée au milieu du monde est précisément celle qui possède tous ces avantages à un degré moins élevé, comment expliquer cela? C'est un problème insoluble.

Les personnes qui ont éprouvé ces effets psychologiques ne paraissent pas elles-mêmes déterminer par quel mouvement ils se produisent.

Donc l'amour est fantasque, il veut assujettir, mais rester libre de son choix, on ne peut ni le lui imposer, ni même le lui indiquer.

Si on ne peut indiquer par quel mystérieux accord se produit l'attraction des deux êtres l'un vers l'autre, en revanche on sait bien que les nœuds que forme cette union, sont si intimes, qu'elle identifie tellement l'un à l'autre ceux qui s'aiment véritablement et sincèrement, qu'il n'est sorte de sacrifices qu'ils ne soient disposés à faire, sorte de dévouement dont ils ne soient susceptibles, si l'occasion s'en présente. Aucune autre affection n'est comparable à celle-là, aucune autre n'a une aussi grande puissance.

La personne remarquée, quelle qu'elle soit, on éprouve pour elle une affection indicible, infinie, plus on la considère, on l'examine, on y pense, plus ce qui plaît en elle grandit et grossit, plus le désir prend de force et de puissance.

Dans cet état, l'individu jouit d'un bonheur qui ne peut être surpassé que par la mutualité des sentiments et qui entraîne fatalement la possession, ou tout au moins le désir de la possession.

A ce degré de l'amour, les deux amants sont entraînés par l'instinct sexuel.

Voici donc l'évolution de l'amour : l'ascension et le désir ; la satisfaction et la décroissance.

En premier lieu, l'amour jouit de toutes les séductions, la nature le pousse irrésistiblement vers le but qui est le désir.

En second lieu, l'amour ne peut conserver l'illusion du début, forcément il passe de l'hallucination d'une volupté idéale, à la seconde période, ou la satisfaction de la chair ; mais aussitôt l'idéal s'envole.

Cependant il peut ne pas y avoir de prescription dans le bonheur ; si l'affection personnelle en est la source, il peut se renouveler et comme nous le ferons voir plus loin, il est susceptible d'être conservé et même grandi par les ressources de l'amour secret.

IV

L'Amour libre et l'Amour conjugal
Le Devoir conjugal

A côté de l'amour libre, il y a l'amour conjugal : comme on vient de le voir, le code
d'amour du moyen âge n'admettait pas l'amour
dans le mariage. Balzac était de cet avis, car
il disait qu'un mari était ce qu'il y avait de
moins fait pour l'amour, attendu que le mariage
a à combattre incessament un monstre qui
dévore tout, l'habitude !

Certainement le fruit défendu a toujours eu
un attrait sans égal, ce qui tendrait à justi-
fier que l'on s'aime mieux sans le concours du
code qu'avec lui.

En fait, l'amour conjugal ne pouvait être que l'alliage de sentiments raisonnés et d'inclinations combinées avec les exigences d'une société, dite civilisée. Sans douter absolument que l'amour ne puisse exister dans l'union légitime, on doit reconnaître que l'amour conjugal n'est pas précisément l'amour. Il est évident que l'on peut s'aimer légitimement mais non comme en dehors de la loi.

Si l'amour trouve une réelle jouissance dans l'imprévu, dans les difficultés, tout son piquant, toute sa force et même toute sa violence dans les obstacles à ses épanchements, il est raisonnable de penser que cet amour ne peut être le même que celui qui n'a besoin que de formuler un désir, un ordre pour être satisfait.

Dans la métaphysique de l'amour, Schopenhauer dit à propos de certaines unions :

« Celui qui en se mariant pense plus à l'argent qu'à l'amour, vit moins de la vie de l'espèce que de la vie de l'individu; une telle conduite est contraire à la vérité et à la nature et soulève justement notre mépris. »

Lorsqu'à la puberté les qualités nouvelles

que l'être vient d'acquérir lui ouvrent une carrière toute différente de celle qu'il a parcourue jusqu'alors, ces qualités lui montrent non seulement comme des besoins à satisfaire, mais lui imposent, à titre de devoir, des liens qui dans l'ordre naturel, lui étaient absolument étrangers avant cette époque.

Ces liens légalisés sont soumis chez presque tous les peuples à des règles dont la plupart sont invariables, et constituent le mariage.

La reproduction est le but primitif de cette réunion ; c'est la relation la plus douce et en même temps la plus naturelle. Le premier besoin des cœurs ainsi rapprochés est d'unir leurs liens, leurs vœux, leurs projets, leurs espérances; le premier désir que la nature suggère à l'homme est de partager le sort de la femme, avant de partager le sort de ses semblables; car, selon la juste remarque d'Aristote, l'établissement de la famille doit précéder celui de la cité.

Voilà donc ce qu'est le mariage en principe. C'est l'union d'abord libre de deux cœurs qui se fait sanctionner par les lois pour constituer la famille.

Le célibat est honoré seulement au point de vue religieux; établi en loi, il n'est que le résultat d'une fausse interprétation de quelques paroles mystiques, prétendues sacrées.

Ne sont-ce pas des vues bizarres d'une perversion chimérique et un bien étrange abus de la raison, qui ont porté les fondateurs de cette doctrine à regarder comme une brutalité ou une souillure du corps l'acte qui nous reproduit.

« Ne sommes-nous pas bien brutes que de nommer brutale l'action qui nous fait? dit Montaigne : la philosophie ne va point contre les volontés naturelles, pourvu que la mesure y soit jointe, et en prêche la modération, non la fuite !

Diderot raconte une plaisante aventure sur ce sujet:

Dans la division que les Otaïtiens se firent de l'équipage de Bougainville, l'aumônier devint le partage d'Oron.

L'aumônier et l'Otaïtien étaient à peu près

du même âge, 35 à 36 ans ; Oron n'avait alors que sa femme et trois filles appelées Astro, Palli et Thia. Elles le déshabillèrent, lui lavant le visage, les mains et les pieds et lui servirent un repas sain et frugal.

Lorsqu'il fut sur le point de se coucher, Oron, qui s'était absenté avec sa famille, reparut, lui présenta sa femme et ses filles nues, et lui dit :

« Tu as soupé, tu es jeune, tu te portes bien ; si tu dors seul, tu dormiras mal, l'homme a besoin, la nuit, d'une compagne à son côté. Voilà ma femme, voilà mes filles, choisis celle qui te convient ; mais si tu veux m'obliger, tu donneras la préférence à la plus jeune de mes filles, qui n'a point encore d'enfants. »

La mère ajoute : « Hélas ! je n'ai point à m'en plaindre, la pauvre Thia ! ce n'est pas sa faute. »

L'aumônier répondit que sa religion, son état, les bonnes mœurs et l'honnêteté ne lui permettaient pas d'accepter ses offres.

Oron répliqua :

« Je ne sais pas ce qu'est la chose que

tu appelles religion, mais je ne puis qu'en penser mal, puisqu'elle t'empêche à goûter au plaisir innocent auquel la Nature, la souveraine maîtresse, nous invite tous, de donner naissance à un de tes semblables, à rendre un service que le père, la mère et les enfants te demandent ; de t'acquitter envers un hôte qui t'a fait bon accueil et d'enrichir une nation en l'accroissant d'un sujet de plus.

« Je ne sais ce que c'est que la chose que tu appelles état, mais ton premier devoir est d'être homme et reconnaissant. Je ne te propose point de porter dans ton pays les mœurs d'Oron, mais, Oron ton hôte et ton ami, te supplie de te prêter aux mœurs d'Otaïti. Les mœurs d'O-taïti sont-elles meilleures ou plus mauvaises que les vôtres? C'est une question facile à décider. La terre où tu es né a-t-elle plus d'hommes qu'elle ne peut en nourrir? En ce cas les mœurs ne sont ni pires ni meilleures que les nôtres! — En peut-elle nourrir plus qu'elle n'en a? — Nos mœurs sont meilleures que les tiennes.

« Quant à l'honnêteté que tu m'objectes, je le

comprends, j'avoue que j'ai tort et je t'en demande pardon. Je n'exige pas que tu nuises à ta santé; si tu es fatigué, il faut que tu te reposes, mais j'espère que tu ne continueras pas à me contrister. Vois le souci que tu as répandu sur ces visages; elles craignent que tu n'aies remarqué en elles quelques défauts qui leur attirent ton dédain; mais quand cela serait, le plaisir d'honorer une de mes filles entre ses compagnes et ses sœurs et de faire une bonne action ne te suffirait-il pas? Sois généreux. »

L'aumônier. — « Ce n'est pas cela, elles sont toutes également belles; mais ma religion! mais mon état! »

Oron. — « Elles m'appartiennent et je te les offre, elles sont à elles et elles se donnent à toi. Quelle que soit la pureté de conscience que la chose *religion* et la chose *état* te prescrivent, tu peux les accepter sans scrupule. Je n'abuse point de mon autorité et sois sûr que je connais et que je respecte les droits des personnes. »

Ici le véridique aumônier convient que jamais la Providence ne l'avait exposé à une aussi pressante tentation. Il était jeune, il s'agitait, il se tourmentait, il détournait ses regards des aimables suppliantes, il les ramenait sur elles, il levait ses mains et ses yeux vers le ciel. Thia, la plus jeune, embrassait ses genoux et lui disait :

« Etranger, n'afflige pas mon père, n'afflige pas ma mère, ne m'afflige pas! Honore-moi dans la cabane et parmi les miens; élève-moi au rang de mes sœurs qui se moquent de moi. Asto, l'aînée, a déjà trois enfants, Palli, la seconde, en a deux et Thia n'en a point. Etranger, honnête étranger, ne me rebute pas! Rends-moi mère, fais-moi un enfant que je puisse un jour promener par la main à côté de moi dans Otaïti, qu'on le voie dans neuf mois attaché à mon sein, dont je sois fière et qui fasse une partie de ma dot, lorsque je passerai de la cabane de mon père dans une autre. Je serais peut-être plus chanceuse avec toi qu'avec un autre jeune Taïtien. Si tu m'accordes cette faveur, je ne t'oublierai plus, je te bénirai toute ma vie, j'écrirai ton nom sur mon bras et sur celui de ton fils; nous le prononcerons sans cesse avec joie, et lorsque tu quitteras ce rivage, mes souhaits t'accompagneront sur les mers jusqu'à ce que tu sois arrivé dans ton pays. »

Le naïf aumônier dit qu'elle lui serrait les mains, qu'elle attachait sur ses yeux des regards si expressifs et si touchants, qu'elle pleurait; que son père, sa mère et ses sœurs s'éloignèrent, qu'il resta seul avec elle et que en disant : mais ma religion, mais mon état! il se trouva le lendemain couché à côté de cette jeune fille qui l'accablait de caresses et qui invitait son père, sa mère et ses sœurs, lorsqu'ils s'approchèrent de leur lit le matin, à joindre leur reconnaissance à la sienne.

Asto et Palli, qui s'étaient éloignées, rentrèrent avec des mets du pays, des boissons et des fruits; elles embrassèrent leur sœur en faisant des vœux sur elle. Ensuite Oron demeura seul avec l'aumônier et lui dit : « Je vois que ma fille est contente de toi, et je te remercie! »

Diderot entend nous montrer par là, qu'il n'y a pas lieu d'attacher des idées de morale à certaines actions physiques qui n'en comportent pas. Le rapprochement des sexes étant la chose du monde la plus naturelle et la plus nécessaire.

« Le lit est tout le mariage, a dit Balzac. Le lit est un de ces meubles décisifs, dont la structure doit être longuement méditée. Là tout est d'un intérêt capital. Voici les résultats d'une longue expérience :

« Donnez à ce meuble une forme assez originale, pour qu'on puisse le regarder sans déplaisir au milieu des modes qui se succèdent avec rapidité en détruisant les créations précédentes du génie de nos décorateurs ; car il est essentiel que la femme ne puisse pas changer à volonté ce théâtre du plaisir conjugal. La base de ce meuble sera pleine et massive et ne laissera aucun intervalle perfide entre elle et le parquet. Et souvenez-vous bien que la Dona Julia de Byron, avait caché don Juan sous son oreiller ».

> Le lit, c'est ce meuble délicieux,
> C'est le retrait couleur de rose
> Où l'époux amène le soir

> L'épouse ignorant toute chose
> Et demandant à tout savoir.

La première approche de l'époux, constitue pour le mari un des passages de l'existence des plus délicats à franchir.

Epargner la pudeur instinctive de la jeune fille, être débordant de tendresses expansives, lui enseigner discrètement les obligations matrimoniales et finalement lui en démontrer les incomparables avantages. De cette première nuit dépendent souvent le bonheur et l'avenir d'un ménage.

Balzac, qu'on doit toujours citer en cette matière, dit encore : « Ne commencez jamais le mariage par un viol ! »

En principe, nous disons qu'il faut savoir faire naître un désir, le nourrir, le développer, le grandir, l'irriter, le satisfaire et enfin le mari qui ne laisse rien à désirer est un homme perdu ! Nous allons donner dans le chapitre de l'amour expérimental les règles à suivre pour réaliser les premières conditions et éviter la dernière.

Dans les temps antiques, le mariage était défendu aux hommes après soixante ans, et aux femmes après cinquante. Aujourd'hui, où le mariage n'est plus contracté dans le seul et unique but d'avoir progéniture, mais où il constitue plutôt une union entre des personnes morales, entre des êtres égaux, les devoirs réciproques des époux ont changé.

Le mari grec ou romain, nous l'avons déjà dit, ne se reconnaissait aucun devoir envers sa femme qu'il n'avait prise que pour lui faire des enfants, et à laquelle il ne demandait même pas le plaisir qu'il allait chercher auprès des courtisanes.

Mahomet permit au musulman d'avoir autant de femmes qu'il voulait, mais en lui imposant le devoir de satisfaire chacune d'elles, au moins une fois tous les trois mois.

Les premières lois chrétiennes, regardant l'œuvre de chair comme une abomination, interdirent aux époux de se rendre le devoir conjugal durant les temps de pénitence et aux époques de grandes fêtes; y manquer était péché mortel.

Il est inutile de dire que toutes les femmes
n'étaient pas d'humeur à supporter héroïque-
ment les privations de ce genre et si la plupart
ne sentaient pas vivement les aiguillons de la
chair, on n'eût pas vu jadis naître les procès
pour cause d'impuissance à propos desquels de
Brosses a écrit le passage suivant :

« Les procès pour fait d'impuissance, si
rares chez nous parmi les gens de condition,
que nous n'en avons pas vu depuis l'affaire du
duc de Gèvres, ne le sont pas autant ici. On dit
que la mode en est venue des Génoises. On en
rit, car la matière en donne envie d'elle-même ;
mais on ne trouve pas choquant que les femmes
soient mal satisfaites de n'être pas contentes.
Ont-elles tort dans le fond ? Je vous en fais
juges, mesdames, vous qui connaissez le beau
rameau d'olivier qui fait la paix du ménage.
Les nations ont, de part et d'autre, des façons
de penser bien diverses : chez nous la chasteté
est une vertu qui a le pas sur toutes les autres,
s'il faut vous en croire, car Dieu sait combien
vous faites les renchéries du peu que vous en
savez. Sur quoi, je vous dirai en passant que

vous ne devriez pas tant vanter cette vertu; de peur qu'on ne croie que vous ne l'exaltez si fort que parce que vous trouvez qu'elle est la plus difficile à pratiquer ».

C'est encore à propos de cela qu'on fit le conte assez osé que voici :

« A Pont-sur-Seine, un pêcheur venait d'épouser une jeune femme. Il en était aimé follement et il faut aussi dire qu'il faisait tout ce qu'il fallait pour cela.

« Un certain matin que, encore couchés, tous deux devisaient joyeusement, sa femme lui dit dans un transport de tendresse, qu'elle le chérissait plus que son père, plus que sa mère, ses parents, ses vaches et ses brebis. Et comme il affectait d'en douter :

« — Et pourquoi ne te chérirais-je pas? ajouta-t-elle. Ne suis-je pas bien vêtue, bien nourrie? Me manque-t-il quelque chose? N'as-tu pas à mon égard toutes sortes de bons procédés?

— Sans doute, reprit le mari, en lui lançant un regard oblique; mais ce n'est pas là tout : avoue qu'il y a encore une autre raison que tu n'oses me dire?

« D'abord elle fit semblant de ne rien comprendre à ce discours; mais quand il se fut expliqué plus clairement, elle se piqua au jeu, se récria beaucoup sur de pareilles idées, protestant que sans les obligations que lui imposait son devoir, elle ne se fût jamais prêtée aux pratiques amoureuses qu'il lui prodiguait, elle lui assura que, s'il pouvait prendre sur lui de ne plus les exiger, elle l'en aimerait bien davantage. Tout cela n'était que pruderie, mais la sournoise jurait ses grands dieux qu'elle était sincère.

« Quelques jours après, comme le mari était en train de pêcher, il vit un cadavre tout nu suivant le fil de l'eau. La vue de ce corps fit jaillir une idée dans le cerveau du pêcheur : — Parbleu, dit-il, nous allons rire. — Il tenait l'occasion de mettre la sévère vertu de sa femme à l'épreuve. Donc il rentre chez lui d'un air consterné et dit à son épouse qu'ayant été rencontré par des chevaliers brutaux, ces barbares s'étaient fait un cruel plaisir de le tourmenter, et qu'il n'avait échappé à la mort que par une perte plus triste mille fois que celle de la vie. Cet

aveu fait, le drôle tira tout à coup de sa poche
ce qu'il appelait la preuve de son malheur,
preuve que lui avait fournie le cadavre en question.

« La femme recula d'horreur. Ce que voyant,
le mari ajouta : — Hé! ma mie, je puis me consoler de mon infortune; ne m'as-tu pas juré
que tu ne m'aimais que pour moi-même, et que
si... tu sais? tu ne m'en aimerais que davantage. — Mais la dame n'entendit pas de cette
oreille! elle devint rêveuse et commença à
trouver mauvais tout ce que faisait et disait
le pauvre mari, elle chercha bientôt à son mari
une sotte querelle et lui déclara net qu'elle allait
le soir même retourner chez ses parents. Puis
apercevant sa nièce Marton qui ramenait des
champs les vaches et les brebis qui avaient
constitué sa dot, elle lui ordonna de tourner
bride et de reprendre vite, vite, le chemin de
la maison de son père, sans laisser rien de sa
dot au vilain.

« Le pêcheur voyant que la chose tournait au
sérieux vira de bord, et un coup d'œil expressif
lancé à la dame, avec quelques mots dits à voix

basse, la désabusèrent entièrement et lui montrèrent que le gars avait seulement voulu l'éprouver.

« Cette nuit-là, la ration fut double! »

Voici encore une anecdote assez jolie sur le même sujet :

« Le soir de ses noces, un nouveau marié fit à sa femme un long et moral discours dans le genre de celui de *l'Ecole des femmes*. Il lui dit que le mariage était chose sérieuse et non œuvre de plaisir et de volupté; que, quant à lui, il connaissait ses obligations, et qu'il lui rendrait le devoir conjugal tous les 15 jours, comme tout bon mari doit le faire.

« Le lendemain, notre époux était paisiblement couché dans sa chambre, jouissant d'une solitude et d'une tranquillité qu'il croyait avoir conquises par son adresse et son habileté, quand il entend frapper à sa porte. — Qui est là ? s'écrie-t-il en se levant en sursaut. — Moi, répond une douce voix. — Qui, vous? — Votre femme. — Que voulez-vous? — Voilà... pourriez-vous m'avancer une quinzaine? »

Le devoir conjugal en tant qu'expression a

été souvent l'objet de longues dissertations pour savoir auquel des deux époux on devait l'appliquer. Mme de Sévigné semble avoir tranché la question. Le jour où cette célèbre dame maria sa fille à M. de Grignan, elle considérait, étalés devant elle, les 5o.ooo écus qu'elle allait lui donner en dot :

« Comment, se disait-elle, il faut que je donne à M. de Grignan, pour qu'il couche avec ma fille, ce soir, 5o,ooo écus ?... Il est vrai qu'il y couchera demain, et puis après-demain et dans dix ans et dans vingt ans !... décidément ce n'est pas trop payé! »

N'aurait-on pas encore le droit de reprocher à nos institutions de n'accorder aucune garantie sociale positive à une jeune fille, victime de l'ambition, que des parents avides font passer, au printemps de sa vie, dans le lit d'un mari hideux ou d'un vieillard décrépit? Le *oui*, arraché dans le trouble d'un moment d'illusion et prononcé dans l'émotion et la crainte, sous les yeux sévères des parents despotes, ne forme-t-il pas souvent un contraste frappant avec l'intention de la loi, ou ne peut-il pas même, dans quelques cas, être regardé comme une véritable infraction à son texte qui déclare (article 164) : « Il n'y a pas de mariage, lorsqu'il n'y a point de consentement. » Cette condition ne manque-t-elle pas quand il n'y a d'un côté qu'aversion et dégoût et de l'autre violence et séduction?

Quant au mariage d'une jeune fille avec un homme qui a dépassé la soixantaine, union dont on trouve de fréquents exemples, il nous semble que, du moment où l'homme n'est plus habile à l'acte de la reproduction, l'institution du mariage est profanée et qu'à ces vils personnages on peut justement adresser la véhémente apostrophe d'un écrivain d'autrefois :

— « Vieillards irréfléchis qui, à l'exemple de nos anciens patriarches, cherchez à soutenir votre existence par *l'haleine des jeunes filles et la transpiration qui émane de leurs corps,* soyez assez justes, du moins, pour ne pas trouver extraordinaires certains tourments que vous vous créez vous-mêmes. N'oubliez pas que, si la nature a comblé de tous ses dons votre jeune épouse, c'est dans l'intention secrète qu'elle

devienne la tige d'une prospérité saine et vigoureuse, et que si nos lois ont été assez
injustes pour l'immoler à vos vains caprices, la
raison l'excuse de soupirer après le nom sacré
de mère et de porter ses désirs vers les jouissances autorisées par toutes les lois, pour la
perpétuité de toute l'espèce... Je pense que
vous m'aurez facilement compris! »

Pour terminer ce chapitre de l'amour conjugal nous soumettons aux méditations des
époux ce catéchisme emprunté à Balzac :

— Le mariage est une science.

— Le sort du ménage dépend de la première
nuit.

— La femme, privée de son libre arbitre,
ne peut jamais avoir le mérite de faire un sa-
crifice.

— En amour, toute âme prise à part, la
femme est comme une lyre qui ne livre ses secrets qu'à celui qui en sait bien jouer.

— Indépendamment d'un mouvement répul-
sif, il existe, dans l'âme de toutes les femmes,
un sentiment qui tend à proscrire tôt ou tard
le plaisir dénué de passion.

— L'intérêt du mari lui prescrit, au moins autant que l'honneur, de ne jamais se permettre un plaisir qu'il n'ait eu le talent de faire désirer par sa femme.

— Les idées se combinent à l'infini, il doit en être de même des plaisirs.

— Saisir habilement les nuances du plaisir, les développer, leur donner un nouveau style, une expression originale, constitue le génie du mari.

— Entre deux êtres qui ne s'aiment pas, ce génie est du libertinage, mais les caresses auxquelles l'amour préside ne sont jamais lascives.

— La femme mariée la plus chaste peut être aussi la plus voluptueuse.

— La femme la plus vertueuse peut être indécente à son insu.

— Chaque nuit doit avoir son menu.

— Si un homme ne sait pas distinguer la différence de deux nuits consécutives, il s'est marié trop tôt.

— Il est plus difficile d'être amant que mari, par la raison qu'il est plus difficile d'avoir de l'esprit tous les jours que de dire de jolies choses de temps en temps.

— Un mari ne doit jamais s'endormir le premier ni se réveiller le dernier.

Si la jalousie et l'amour-propre furent les premiers à réprouver la communauté des femmes et à faire du mariage une institution stable, l'égoïsme de l'homme, son ignorance et sa bêtise firent naître l'adultère.

Au temps de Diogène, un débauché disait au philosophe : « Les femmes sont communes, c'est la loi de la nature. »

Diogène lui répondit : « Les viandes qu'on sert à table sont communes d'abord, mais dès que les portions sont faites et distribuées, tu aurais perdu toute pudeur et toute honte, si tu allais prendre sur son assiette la part de ton voisin.

« Le théâtre est commun à tous les citoyens, mais sitôt que les places sont prises, tu ne peux ni ne dois déplacer ton voisin pour prendre la sienne! »

D'un autre côté, Hérodote a dit à propos de la guerre de Troie engagée par les

Grecs pour reconquérir la belle Hélène .

« Enlever des femmes est sans doute le fait d'hommes coupables, mais se venger de l'enlèvement est d'un sot, car il est clair que, si elle a été enlevée, c'est qu'elle l'a bien voulu. »

Chez les anciens on avait édicté des lois sévères contre l'adultère, et certaines de ces lois ne manquaient pas d'originalité. Ainsi, à Athènes, une marchande n'était point punie pour cause d'adultère, cet acte était supposé de la coquetterie ayant pour but de faciliter son commerce.

Dans d'autres pays, le complice de l'adultère était considéré comme innocent, la femme seule s'était engagée à être fidèle, donc seule elle était coupable. Ailleurs, le mari était puni seul, on lui faisait un crime de ne pas savoir mieux surveiller sa femme.

Les Arabes sont plus raisonnables, ils se regardent comme déshonorés, non par la mauvaise conduite de leurs femmes, qu'ils sont toujours libres de renvoyer, mais par celle de leur sœur, qu'ils tuent au moindre soupçon.

L'Oriental, en général, ne parle pas de sa femme, et quand, par hasard, il lui arrive de prononcer son nom, il s'en excuse aussitôt comme d'une incongruité.

La mauvaise idée qu'on a eue de tous temps de la fidélité de la femme, a fait naître partout des apologues satiriques contre son inconstante mobilité. Hérodote nous raconte l'aventure de ce roi d'Egypte, lequel ayant perdu la vue et ne pouvant la recouvrer qu'en se lavant les yeux avec l'urine d'une femme fidèle à son mari, fut obligé d'en essayer des milliers avant d'en trouver une qui remplit ces conditions.

A ces époques lointaines l'infidélité des épouses était le résultat de l'esclavage de la femme et des rigueurs dans laquelle on la tenait, c'est toujours l'histoire des persécutions inutiles. L'apologie de l'éléphant exprime parfaitement cette observation :

« Un magicien, très jaloux de sa femme, s'est déguisé en éléphant, il la porte sans cesse sur son dos et la promène au milieu des forêts. Or elle le trompe avec tous ceux qu'elle rencontre, qu'elle fait monter dans son palanquin et qu'elle fait promener par son mari commode. »

Plus tard, ceux-là même qui faisaient un crime à leurs femmes de les tromper, les excitaient par leur façon de vivre et par leurs propres raisonnements à prendre des amants. Au moyen âge, n'avoir pas de *mie*, était chose honteuse pour un guerrier et cette *mie* devait être mariée.

Sous Louis XV on exigeait que la maîtresse du roi fut mariée.

Au XVIIIe siècle seulement on fut moins hypocrite ; La Fontaine a résumé l'opinion de cette époque :

> Quand on le sait, c'est peu de chose,
> Quand l'ignore, ce n'est rien.

On acceptait même la communauté des femmes ; aujourd'hui les conditions de la famille ont changé, le sens moral s'est perfectionné, aussi l'adultère est-il devenu une chose grave.

La nature a poussé les deux sexes l'un vers l'autre par un attrait irrésistible, puis elle les a abandonnés à eux-mêmes en leur laissant le soin de se débrouiller, de vivre soit dans l'union légitime soit dans l'union libre; c'est à eux à savoir faire naître l'amour, s'il n'existe pas déjà, à le nourrir et à le garder précieusement. Après avoir établi le lien du mariage, on a bien essayé de le modifier et malgré cela on s'est toujours plaint. La plainte de la femme Arabe est toujours vraie : « Avant d'être marié il léchait la trace de mes pas, aujourd'hui il me fait labourer! »

Diogène répondait à quelqu'un qui lui demandait s'il fallait prendre femme : « Si elle est riche, elle te dominera; si elle est pauvre, elle te ruinera; si elle est laide, elle te déplaira; si elle est belle, elle te trompera! »

La loi de Moïse condamnait la femme adultère à mort; chez les Egyptiens on lui coupait le nez; par la loi Julia à Rome, on lui coupait la tête; aujourd'hui, en France, quand une femme est surprise en flagrant délit, on se moque du mari!

V

Physiologie de la Femme en Amour

L'amour est chez la femme à l'état d'inclination, d'aptitude naturelle. La femme n'est au monde que pour la génération dont l'amour est la loi primordiale.

La femme est naturellement supérieure à l'homme par le fait même qu'elle est l'objet de l'amour et qu'elle est créée pour l'amour.

La femme est tout amour, entière, absolue, l'homme est restrictif. La femme aime : l'homme jouit.

La femme, a-t-on dit, est plus faible que l'homme, elle est aussi plus sensible ; si cela veut dire que cette faiblesse, cette sensibilité la rend plus sujette à tomber dans des égarements, c'est affirmer une fausseté, car on voit tous les jours le sexe masculin l'emporter par ses extravagances sur le sexe faible. Si on entend exprimer la pensée que l'affection de la femme est plus pure, plus profonde, plus délicate que celle de l'homme, cela est vrai, mais est-elle plus fidèle ? Il y aurait beaucoup à dire pour et contre. Cependant il faut reconnaître la supériorité féminine dans une foule de détails qui ont une certaine importance. Ainsi, la femme est aussi ingénieuse que possible à dissimuler ses affections, elle a un art incroyable, une délicatesse exquise pour les laisser apercevoir quand elle le veut, de même elle a une étonnante perspicacité à pénétrer l'impression qu'elle produit et à en apprécier l'étendue. La femme comprend surtout que l'amour est mystère, que c'est là son plus grand charme et elle met tout son effort à le lui conserver, car le besoin de mystère est un caprice de l'amour qui en a bien d'autres et qui tous sont connus d'elle.

Chez la femme la pudeur n'est souvent qu'une

coquetterie bien entendue, mais il faut reconnaître qu'elle est une des conditions de la vitalité de l'amour, car il est certain que l'impudeur le dissout. Ce principe, la femme l'applique la plupart du temps machinalement; car la société, qui a tout exagéré au profit de l'homme extérieur, développe dès l'enfance ce sentiment autour duquel se groupent presque tous les autres. Aussi dès le moment où ce voile tombe, l'objet de l'amour, la femme disparaît-elle.

La pudeur est instinctive et native, mais elle est aussi relative aux coutumes des temps dans lesquels on vit.

Entre deux amants il y a des libertés permises et des faveurs appréciables, qui font que la pudeur paraît quelquefois peu scrupuleuse. En effet, elle peut disparaître au milieu d'une exaltation fébrile, mais toujours c'est l'homme qui en aura provoqué l'oubli.

C'est la pudeur, innée chez la femme, qui inspire et nourrit l'amour, c'est elle qui en augmente le prix et exalte les désirs. Le désir sans cesse renouvelé est le feu qui entretient l'amour, et la pudeur est la raison de l'amour.

On raconte l'anecdote suivante pour démontrer que la pudeur est instinctive chez la femme :

Le peintre Saal en fut le héros lors d'un voyage en Laponie.

En Laponie, pendant quelques jours seulement, il fait une chaleur excessivement lourde qui accable les habitants peu habitués à la canicule. Ils ont alors la coutume de fermer hermétiquement leurs maisons et d'y demeurer étendus dans le costume le plus primitif.

Saal s'étant perdu dans ce pays qu'il visitait, s'en vint frapper à la porte d'une cabane par un de ces jours-là. On ne lui répondit pas, mais une fente indiscrète lui révéla l'existence d'un couple dans le costume de la plus parfaite innocence et qui faisait la sourde oreille.

Saal redoubla ses coups, il vit alors le ménage tenir conseil et le mari décida la femme à aller voir quel était l'importun visiteur qui réclamait si bruyamment l'ouverture de la porte. La femme ne trouvant aucun vêtement à sa portée, prit sur la table une assiette qu'elle plaça devant elle en guise de feuille de vigne.

— Que voulez-vous? demanda-t-elle d'un ton peu engageant.

— Un abri pour la nuit et quelques vivres, fit le peintre.

— Je vais demander à mon mari.

Et la pudique femme, qui soupçonnait les fentes de la porte, eut soin, en retournant, de changer aussi l'assiette de côté.

Le couple cause à voix basse, le peintre l'observant toujours et l'assiette n'ayant pas changé de place.

— Nous ne pouvons vous loger, dit enfin la femme, mais voici quelque chose à manger. Et elle lui présenta, en entr'ouvrant la porte, un peu de bœuf salé... toujours sur la même assiette !

Chez la femme tout lui fait une nécessité de la parure, non seulement sa constitution physique, mais encore sa destination sociale qu'elle ne peut accomplir que par l'attrait qu'elle inspire.

Elle sait parfaitement que dans cet attrait

réside toute sa force. C'est pour cela que l'on peut affirmer que la vertu la plus précieuse de la femme, est la coquetterie! La femme montre par là qu'elle est profondément versée dans les mystères des causes finales.

VI

Physiologie du Désir en Amour

Le désir est à l'amour ce qu'est l'appétit à la faim; une inclination secrète et impérieuse de l'âme vers la femme aimée, pour la satisfaction des sens.

Malebranche le définit ainsi : « L'idée d'un bien que l'on ne possède pas, mais que l'on espère posséder ».

Les désirs conduisent aux actions, donc la finalité du désir réside naturellement dans la satisfaction de la chose désirée, et comme le dit George Sand : « Le désir veut détruire les obstacles qui l'attirent et il meurt d'une vertu vaincue ».

La passion diffère du désir en ce que le mouvement de l'âme est porté à un tel degré de vivacité et d'énergie qu'il est beaucoup plus difficile à régler et surtout à comprimer. On peut dire que la passion est le désir passé à l'état aigu et chronique.

Le désir peut être tiède et languissant, la passion est active et fougueuse, elle n'admet pas d'alanguissement et de tiédeur. Le désir s'élève dès l'adolescence, la passion ne peut s'élever qu'à un âge où l'âme a acquis plus de développements. Celui-ci laisse la liberté intacte, celle-là en prive l'homme presque toujours.

Les désirs qui naissent de la lecture, ne s'adressent pas directement à la matière, à un objet aimé; de la lecture naissent des aspirations que l'imagination idéalise d'abord et personnifie ensuite. La lecture de certains ouvrages romanesques fait naître dans le cœur le sentiment de l'amour et crée le désir de ne pas y laisser ce sentiment à l'état stérile.

Le premier amour d'une jeune fille n'est

souvent que la copie d'une intrigue de roman.
On a appelé la lecture « la truffe de l'imagination », parce qu'elle est à l'esprit ce que les
épices sont aux sens.

La danse favorise les désirs; en effet comment
peut-on se trouver deux à deux dansant une
valse entraînante, pressant sa danseuse ou
étant pressée par son danseur dans une douce
étreinte, parfois voluptueuse, sentant la palpi-
tation d'une poitrine contre l'autre, les deux
souffles se confondant dans un seul... et peut-
être les deux cœurs en un! presque bouche
à bouche, sur les bords d'un baiser!... comment
dans une telle volupté, indicible et ineffable,
résister au désir d'amour!...

Les songes lascifs jouent un rôle important
dans le chapitre des désirs. Les idées qui ont
été transmises à l'âme pendant le jour, persis-
tent durant le sommeil. Qui ne voit point chaque
nuit l'objet de ses amours et de sa passion en
rêve et ne transforme pas sa fiction en une
apparence de réalité? L'âme dans le sommeil
fait souvent naître les mouvements nécessaires
à l'exécution des volontés que les idées dont

elle s'occupe lui suggèrent. Sous le charme de ces aspirations amoureuses, devançant le désir jusqu'à possibilité de la réalité et sous le charme d'impressions lascives, les objets qu'elle se peint produisent des effets réels.

Théodore Barrère a fait du rendez-vous cette définition réaliste : « La première fois on y oublie son ombrelle, la seconde on oublie ses devoirs. Le rendez-vous est à la fois le berceau et le tombeau des désirs ».

Vous souvient-il encore, madame, de votre premier rendez-vous avec le frère de votre amie, jeune étudiant en vacances, dans le bosquet mystérieux du jardin? Vous aviez bien eu du mal à vous résoudre à accepter ce tête à tête. — S'il veut m'embrasser, je le repousserai, je me sauverai. — Il vous embrassa la main, mademoiselle; la main... ça ne tirait pas à conséquence. Il s'enhardit et votre joue effleura ses lèvres; il prit un baiser, un vrai baiser, mais il fut si tendrement déposé et si vivement volé qu'il n'était déjà plus temps de récriminer. Le plaisir vous séduisit, on se sépara et le témoignage du bonheur qu'on avait éprouvé et la confiance qu'on avait échangée, tout cela fut scellé par le plus voluptueux et le plus suave de tous les baisers sur les lèvres... sans compter bien d'autres indiscrétions.

· Hélas! le rendez-vous est la dernière étape du désir.

Dans le langage de l'amour, les fleurs ont leur symbole, et les amants peuvent correspondre dans une langue fleurie, qui, pour être muette, n'en est pas moins significative, ni même éloquente. Chaque fleur a son symbole, mais la correspondance se fait plus communément par les bouquets, ce qui est plus explicite :

Jonquille, tulipe, géranium rouge :

« Votre beauté me fait désirer d'être votre époux ».

Lys, lilas, primevère :

« Je n'ai jamais aimé que vous ».

Rose, bleuet, œillet jaune :

« Votre amour n'a pas de durée ».

Myosotis, coquelicot, héliotrope :

« Aimez-moi comme je vous aime ».

Chèvrefeuille, œillet rouge, rose jaune ;

« Je vous aime trop pour être infidèle ».

Camélia, pensée, violette :

« Votre souvenir me sera toujours précieux ».

Rhododendron, pervenche, lilas blanc :

« Souvenez-vous de moi qui vous aime et n'ose vous le dire ».

Ce tendre et doux langage permet aux amoureux de se comprendre mystérieusement, et a encore cet avantage de joindre le parfum des fleurs à celui de l'amour.

L'âge est l'épilogue de l'amour ; le thermomètre commence à baisser, quand arrive le déclin de la vie, la cinquantaine.

« Chez les femmes, dit le docteur Réveillé-Parise, l'amour se modifie certainement par l'âge, quoique moins que chez les hommes. Voilà pourquoi beaucoup aimer explique toute la femme. Elle aime comme elle vit, comme elle respire ; il semble que chez elle la nature donne un besoin d'amour. Or, elle reste fidèle à cet instinct puissant. En général, on peut diviser la vie des femmes en trois époques. Dans la première, elles rêvent d'amour ; dans la seconde, elles le font ; dans la troisième, elles le regrettent. L'amour tient tant de place dans la vie d'une femme tendre, il absorbe tellement son temps et ses facultés, le charme idéal dont il l'environne est si puissant que, lorsqu'elle arrive à l'âge où il faut y renoncer, elle croit se réveiller après un long rêve, et apercevoir, pour la première fois, les peines et les misères de la vie. Si, à un certain âge, quelques femmes portent dans le commerce de l'amitié une délicatesse inconnue aux hommes, il ne faut pas s'en étonner, c'est un reste d'amour ».

Au printemps de la vie éclosent les amours.
L'hiver, le triste hiver, les chasse pour toujours.

VII

L'Amour secret et l'Amour expérimental

L'accomplissement de l'acte génésique doit
être méthodique; hors de là il n'y a point d'harmonie en amour. Il est nécessaire que l'homme
approprie le terrain sur lequel il va marcher,
afin que toute trace d'égoïsme disparaisse; il
est indispensable aussi que la femme soit en
communion d'action avec lui dans l'accomplissement des fonctions et dans la sensation voluptueuse de l'organe.

Le mâle est plus prompt à jouir que la femelle; chez lui tout est fini, lorsque la liqueur
fécondante a été éjaculée. Que l'acte soit complet ou incomplet, il est toujours consommé

par lui dès le moment qu'il y a émission spermatique.

Chez la femme il en est tout autrement. La
nature a doué ses organes d'une aptitude plus
étendue, car ils doivent fonctionner plus longtemps. Si, pour elle, l'acte a été incomplet, c'est-
à-dire si l'homme a éprouvé seul l'orgasme génital, l'ébranlement n'en subsiste pas moins
chez sa compagne, et quand tous les ressorts
organiques ont été tendus au plus haut degré,
et que l'organe mâle se distend, celle-ci se
trouve déçue dans son espoir et son désir de
prendre part à la jouissance. C'est ici que nous
allons faire intervenir l'amour secret, c'est-à-
dire montrer à l'homme égoïste ce qu'il doit
faire.

Nous venons de parler d'égoïsme; en effet,
l'homme qui ne cherche que sa satisfaction et
son désir d'assouvir sa passion sur l'être aimé,
fait réellement acte d'égoïsme, et par là laisse
la porte ouverte à toutes sortes de maux physiques et moraux.

Dans l'accouplement amoureux, il ne devrait
y avoir en réalité que jouissance commune et

réciproque. Mais l'ignorance ou la négligence, pour l'homme, des conditions et des lois de l'amour, sont le plus souvent la cause de la froideur de la femme. Par la connaissance de ces règles, au contraire, on peut être certain de fortifier et perpétuer la confiance et l'affection des premiers épanchements du cœur.

C'est précisément pour cela qu'Ambroise Paré a dit :

« L'homme étant couché avec sa compagne la doit mignarder, chatouiller et émouvoir, s'il trouvait qu'elle fût dure à l'éperon et le cultivateur n'entrera dans le champ de la nature humaine à l'étourdi, sans que premièrement n'ait fait ses approches, afin qu'elle soit aiguillonnée et titillée, tant qu'elle sera éprise du désir du mâle, et que l'eau lui en vienne à la bouche, afin qu'elle prenne volonté et appétit d'habiter et de faire une petite créature du bon Dieu, et que les deux semences se puissent rencontrer ensemble, car aucune femme ne sont si promptes à ce jeu que les hommes.

Dans l'acte génésique le sens du tact joue le principal rôle ; le seul fait que deux personnes s'aimant s'approchent, fait entrer tout le corps en vibration : les contacts qui, dans d'autres circonstances, seraient les plus indifférents du monde, deviennent des sources de plaisirs. La peau s'échauffe, les lèvres tremblent, la respiration s'accélère et du sein haletant sortent de longs soupirs, c'est presque involontairement que les parties les plus reculées se cherchent mutuellement et se trouvent. Les mains se serrent au hasard, les lèvres se rencontrent et échangent leurs baisers ardents et leurs haleines de feu. L'organisme tout entier est dans un état de trouble indicible. Les yeux sont noyés et demi-clos, évitant que la clarté extérieure vienne distraire l'esprit tout occupé à savourer les délicieux frémissements qui lui viennent de toutes les parties du corps.

Tel est le tableau merveilleux que présentent deux êtres qui savent user du sens tactile. Pour y parvenir, qu'ont-ils à faire, qu'ont-ils à envisager ?

L'homme se rendra compte que la puissance extraordinaire d'excitation, la cause presque dominante de l'orgasme génésique, résident dans les mamelles et particulièrement dans la titillation et la succion des mamelons. C'est par là qu'on arrive indirectement à l'érection du clitoris. Si donc on pratique la friction du clitoris, après ou en même temps que la titillation ou la succion du mamelon, on obtiendra sûrement le spasme génésique de tous les organes génitaux.

L'homme observateur verra tout d'abord, avant même d'user du tact et de la succion, si l'état de besoin et de désir est bien en sa compagne couchée près de lui; ses lèvres sont alors fermes et vibrantes, les seins gonflés et raidis et le mamelon en érection; il ne peut se tromper à ces signes; s'ils n'existent pas, il doit les provoquer par ses caresses et ses baisers ardents.

Si, par contre, malgré ses tentatives, l'homme n'arrive pas à donner de la chaleur aux lèvres, si les mamelons sont agacés désagréablement par la succion, il doit s'arrêter aussitôt et ne pas faire l'essai de la copulation, il trouverait à coup sûr les organes génitaux dans un état de froideur et disposés plutôt à la répulsion.

Si, au contraire, les préliminaires sont satisfaisants, il trouvera tout disposés les organes à entrer en action sous ses attouchements. Le clitoris, par son érection, détermine la tension des petites et grandes lèvres et de l'entrée du canal vaginal. C'est à ce moment que la friction du clitoris délicatement exercée détermine à coup sûr le spasme, c'est à ce moment, comme le dit si bien Ambroise Paré, que l'homme doit tenter l'intromission, car c'est à ce moment unique que la femme est désireuse de l'approche du mâle.

Si les organes femelles ne sont pas disposés par le besoin naturel, ou ne sont pas éveillés par une stimulation artificielle et que l'homme pratique quand même le coït et se satisfasse, ces organes restent mous et froids, le contact direct du clitoris est pénible et même douloureux, il inspire la répulsion et le dégoût.

Ainsi donc c'est par la connaissance des lois de l'amour secret, que l'amant évitera ces effets désastreux qui transforment l'affection

réelle que lui portait son amie en un sentiment
de répulsion, de dégoût rapide et inévitable de
l'œuvre de chair. C'est par ces doctes leçons
que l'époux *évitera l'épouse incomprise*, celle
qui, sans cesse provoquée dans son désir, dans
ses sens toujours excités et jamais satisfaits,
s'aperçoit enfin que le mariage ne répond pas
à ses rêves de jeune fille et souvent cherche
ailleurs la satisfaction qu'elle a, en somme, le
droit d'attendre.

Qu'on ne dise pas que ces conseils ont
quelque chose d'impudique; au contraire, la
morale en découle, car la science en amour,
appliquée avec délicatesse, obtient la tendresse
et l'amour réel.

Si cette tendresse n'existe pas au début de
l'union, la femme satisfaite dans ses plus secrets désirs éprouvant le bonheur ineffable,
aimera toute sa vie celui qui le lui fera éprouver.

L'homme ignorant, brutal et égoïste en
amour, se lasse de ne pouvoir arriver à satisfaire sa compagne, considère celle-ci comme
indifférente et froide et va prendre ailleurs ses

plaisirs, car il est à remarquer que toujours l'homme est à la recherche de celle qui éprouve la sensation voluptueuse. C'est précisément cette recherche d'une épouse qui s'accorde avec l'orgasme final de l'acte génésique, qui est la cause la plus commune d'un grand nombre de ruptures conjugales.

Il en est de même si dans l'acte générateur l'homme s'abstient avec intention d'éjaculer dans les profondeurs du conduit vaginal. L'excitation des organes de la femme n'aboutit pas ou si elle aboutit, il y a fausse satisfaction. Alors, si, quand tous les ressorts organiques ont été tendus au plus haut degré, on supprime tout à coup l'élément qui devait servir de point d'appui et de résistance, si l'on fait agir tout cet ensemble de forces les plus précieuses de l'animalité dans le vide, c'est un leurre dont la nature doit être mal satisfaite, et la nature souffre rarement qu'on se joue d'elle avec impunité. Si cette vitalité et cette aptitude sont détournées de leur but par des stratagèmes imprudents, quoi d'étonnant qu'il en résulte de graves accidents? Il se passe alors ce qui aurait lieu si, présentant des aliments à un homme affamé, on les lui retirait brusquement de la bouche, après avoir ainsi violenté son appétit. La sensibilité des organes génitaux est excitée à faux et c'est à cette cause trop souvent mise en action que l'on doit attribuer ces névroses multiples, ces bizarres affections qui ont pour point de départ le système génital de la femme.

VIII

Séduction, Pudeur et Volupté en Amour.

Chez l'homme il est simple et facile d'attaquer, d'assaillir et briser les entraves que la femme oppose par pudeur.

Au contraire, la nature a assigné à la femme une tâche plus difficile. Elle doit refuser ce qu'elle désire; elle doit lutter avec la volupté qui l'envahit; elle doit repousser celui qu'elle aime et exiger des sacrifices au lieu de demander des baisers; elle doit enfin rassembler toutes ses forces pour résister à l'assaut de celui qu'elle voudrait serrer dans ses bras.

Même dans les cas les plus heureux et les plus rares où les deux amants sont pris à la fois par une égale sympathie, il leur est nécessaire de se faire la cour.

Le besoin de plaire constitue une des lois de l'amour et la coquetterie en est le résultat.

D'après une femme contemporaine qui s'est occupée de psychologie[1], la pudeur est la honte masculine attribuée à la femme, pour deux raisons : la première, c'est que l'homme croit la femme soumise aux mêmes lois que lui ; la seconde, c'est que, dans le cours de l'évolution humaine, on a *renversé* la psychologie des sexes, attribuant à la femme les conséquences psychologiques de la sexualité masculine. Ce système est l'origine des *mensonges conventionnels* qui, à la longue, ont intimidé la femme.

« C'est après avoir été longtemps persécutée dans sa sexualité que la femme s'est pliée au régime de honte que l'homme lui a imposé, mais rien en elle, si ce n'est l'habitude, ne lui inspire cette pudeur dont on lui fait un mérite et qui n'est, en réalité, qu'un outrage fait à son sexe.

« La femme primitive, fière de sa féminité, défendit longtemps « sa nudité » que l'art antique a toujours représentée. Et dans la vie

1. Renooz. Physiologie et psychologie comparée.

actuelle de la jeune fille, il est un moment où elle sent, par un atavisme secret, la *fierté de son sexe*, elle a l'intuition de sa supériorité morale et ne comprend pas pourquoi il faut en cacher la cause. A ce moment, flottant entre les lois de la nature et les conventions sociales, elle ne sait pas si le *nu* doit l'effrayer ou ne pas l'effrayer. Même une sorte de souvenir atavique, confus, lui rappelant l'époque antérieure au vêtement, montre comme un idéal paradisiaque les usages de cette époque de l'humanité.

« Du reste le déshabillé revient souvent dans les modes de la femme. Jamais dans celles de l'homme.

« C'est au moment de la vie où le jeune homme est dominé par les hontes de son sexe que la jeune fille se sent prise des fiertés du sien. L'homme se cache, la femme se montre ; l'homme se couvre, la femme se découvre. Et dans les peuplades sauvages, les missionnaires n'arrivent pas à obtenir des femmes jeunes qu'elles adoptent l'usage du jupon. Ce qui prouve encore que la pudeur naturelle des hommes est bien plus réelle que celle des femmes, c'est la facilité avec laquelle la femme se laisse visiter par le docteur, et la résistance de l'homme à l'idée d'être visité par une doctoresse. » C'est une doctrine originale qui a sa faveur et qui mérite d'être citée.

La pudeur, d'après Rousseau, dérive de la coquetterie nécessaire que toutes les femelles déploient pour le mâle ; pour Mantegazza, la pudeur est l'*extra-courant* de l'amour, et elle a pour origine l'amour lui-même.

Les animaux ont quelquefois de la pudeur, beaucoup se cachent pour sacrifier à l'amour ; beaucoup de femelles, poursuivies par le mâle, commencent par fuir, par résister, par cacher ce qu'elles désirent accorder. Mais ces réticences naturelles arrivent à exciter le mâle comme la femelle et à mieux préparer le terrain pour la fécondation. A la femelle humaine, la nature a assigné la même mission en la faisant beaucoup plus pudique que l'homme.

La première fois que la femme cacha avec sa main, dans un geste naturel, des parties que l'homme voulait voir, ce fut la première manifestation de la pudeur, qui naquit en même temps que la coquetterie.

Lorsque l'homme et la femme vécurent dans la tribu, ils devinrent naturellement pudiques ; la femme étant soumise à une rebutante infirmité périodique et l'homme présentant des phénomènes génitaux qui, non cachés, attiraient trop l'attention.

La pudeur a ses degrés et ses lois selon les peuples. En Turquie, la main de la femme ne doit être montrée que par la paume. Dans certaines parties de l'Inde les femmes se couvrent la bouche même dans leurs maisons, de même les Arméniennes. En pays M'zab, les femmes ne doivent pas montrer leur visage, elles ne portent sur le corps qu'une longue chemise, si le vent ou tout autre accident enlève leur voile, elles se couvrent précipitamment la tête en découvrant le reste; il n'y a pas de mal à ça, disent les M'zabites! Ces exemples prouvent que dans la pudeur il y a des éléments accessoires de convention.

Les sentiments de la pudeur réelle défendent à la vue du public les organes de la

génération ainsi que les parties acccs-
soires.

« La pudeur est une des formes les plus éle-
vées de la séduction, a dit Mantegazza, elle est le
respect physique de soi-même et un phénomène
psychique de l'ordre le plus élevé. La femme
est la vestale de la pudeur et lorsqu'elle est
vierge et pure, elle possède en entier ce trésor
incomparable. En cheminant dans les sentiers
de l'amour, elle en perd quelques perles, elle en
perdra bien davantage si son compagnon l'aide
à égrener son collier. »

Il est rare que la femme perde toute pudeur.
Jusque dans la vie galante, parfois même dans
la prostitution la plus basse, on voit avec surprise quelques restes de cette belle vertu.

La pudeur est la gardienne fidèle des forces
de l'amour et lorsque le premier contact fait
tomber la première fleur de la couronne de la
vierge, elle en fait renaître de nouvelles sous
les pas des deux amants.

L'impudicité tue l'amour bien plus que l'infidélité.

Mais par une sorte d'hypocrisie, on ne conserve de nos jours qu'une sorte de grimace de la pudeur. En effet, on ne souffre pas que des jeunes filles lèvent les yeux devant les hommes qui les regardent, et on les conduit au théâtre contempler des nudités d'actrices et de spectatrices. Comme aussi tout en recouvrant ces mêmes filles d'habits épais, on les habille de robes dont la coupe habile exagère les courbes naturelles encore peu accentuées.

La volupté est la plus grande douceur des sens; mais c'est un abîme profond où tombent à chaque pas les vulgaires amours. La volupté rappelle les plus ardentes luttes de la vie et les plus grandes démoralisations.

On lit dans la décadence de l'Empire romain, de Gibbon :

« L'impératrice Théodora était si parfaitement belle, que l'on disait que la peinture et la poésie seraient insuffisantes pour représenter l'incomparable excellence de ses formes. Un historien satyrique ne rougit pas de décrire les scènes que Théodora n'eut pas honte de représenter nue sur le théâtre.

« Après avoir épuisé tous les genres de plai-

sirs sensuels, elle se plaignait avec ingratitude
de la parcimonie de la nature, et désirait un
quatrième autel sur lequel elle pût offrir des
libations au dieu de l'amour, elle séduisit Justi-
nien qui l'épousa; il l'appelait *un don de la
divinité*.

Dans les actions humaines on lit que la belle
de San Lauri, en Sardaigne, tua par ses embrassements le jeune roi Martino II de Sicile
qui donna le dernier coup à l'indépendance de la
Sardaigne en soumettant à sa dynastie la partie encore libre de l'Ile. En 1409, il avait rem-
porté une grande victoire contre Doria et le
vicomte de Narbonne, lorsqu'il fut vaincu à son
tour par la belle San Lauri, qui, nouvelle Judith,
tua le roi Martino par la fureur de ses baisers.

La vieillesse de David fut réchauffée par la
jeune Sanomite et Hermippus prolongea ses
jours jusqu'à 105 ans, soutenu par le souffle d'un
grand nombre de jeunes femmes.

On voit par là que la volupté produit autant
de mal que de bien.

Il n'y a pas d'amour sans volupté, mais la
volupté à elle seule n'est pas l'amour.

La volupté sans l'amour, c'est la luxure même dans ses formes les plus simples. Avec l'amour, la volupté même est vertu. « Amants qui vous aimez, a dit un physiologiste célèbre, amants qui vous possédez et vous enivrez à toute heure, souvenez-vous que la volupté doit être, non le pain, mais le vin de l'amour. Si vous voulez que vos lèvres soient éternellement altérées, que votre volupté soit chaste. La volupté pudique fut donnée à la femme par la nature, afin qu'elle la rende en joie à l'homme qui doit la respecter comme le gage de son bonheur domestique. »

La conservation de l'amour est un des droits et des devoirs les plus saints de la femme. L'homme est trop léger, trop polygame, trop exigeant dans ses désirs pour que la prudence rende facile cette conservation.

La chasteté génitale est une vertu propre à conserver l'amour, l'homme ne doit jamais voir sa femme nue et la femme doit éviter de se trouver nue devant lui.

IX

Morale de l'Amour secret

Dejazet a dit à propos des plaisirs de l'amour : « C'est toujours la même chose, mais ça fait toujours plaisir et d'ailleurs c'est nécessaire à la santé ».

En effet, la satisfaction des désirs vénériens est une nécessité fonctionnelle égale à l'homme et à la femme, indépendamment de la fécondation.

L'homme doit donc, s'il aime réellement sa compagne, chercher, comme nous venons de le dire, à lui procurer la jouissance et même s'efforcer de lui faire accomplir sa fonction sensorielle avant sa propre jouissance, car il peut être surpris et la défaillance dont il est atteint aussitôt l'émission du sperme, ne lui laisse pas l'envie de continuer son travail.

Il faut cependant, pour que l'harmonie soit parfaite, que l'homme ait assez de volonté sur lui-même, assez d'énergie pour surmonter ses défaillances après l'éjaculation et continuer les mouvements spéciaux du coït, afin de faciliter le spasme en retard chez la femme. Il ne doit oublier en aucun cas, que sa moitié a autant de droits que lui aux sensations voluptueuses de l'amour. Il ne doit pas oublier, enfin, que si chez lui l'acte vénérien accompli complètement et normalement détermine un état de bien-être et constitue un élément de santé, il en est de même chez la femme qui y gagne un calme parfait accompagné de tendance à la gaîté et à l'amour parfait.

En réalité cette satisfaction est plus utile à la femme qu'à l'homme, par cette raison que sa nature est plus sensible et que les impressions sensorielles et intimes ont plus d'accès sur son tempérament.

Les théologiens l'ont bien compris, car ils

autorisent l'épouse à se donner elle-même satisfaction, c'est-à-dire à compléter l'acte laissé inachevé sur elle par l'égoïsme du mâle.

Dans un autre ordre d'idées et en outre des considérations capitales qui précèdent, nous allons parler de graves inconvénients qui résultent pour la femme de l'ignorance des devoirs envers l'homme. Prenons les deux sexes dans l'union légale, là où la démoralisation sera plus accentuée par suite de l'incapacité d'un des coinjoints.

La femme, dès qu'elle est devenue épouse, n'est plus que sous la tutelle de son mari, elle est affranchie de son rôle de fille. Au début la femme était vertueuse, mais le mari ayant eu l'imprudence de ne pas donner satisfaction à ses désirs au moment où ils avaient le plus besoin d'être satisfaits, ayant eu la maladresse encore plus grande de la considérer comme froide, et de courir les aventures; la femme, dont les sens sont surexcités, dont l'amour-propre est blessé, finit naturellement par mettre en pratique, à son tour avec d'autres hommes, les exemples qui lui viennent de son mari. Il arrive encore que les maris ont l'imprudence de faire subir à leurs femmes des caresses frauduleuses lorsque celles-ci sont sous le coup d'une fatigue, d'un malaise, d'une souffrance; au lieu de s'abstenir complètement. Dans un acte où tout doit être plaisir, il faut une unité d'action. Aussi plusieurs d'entre elles prennent leurs maris en aversion.

Si, au début du mariage, une jeune fille candide, à sentiments délicats, est livrée à un de ces hommes chez qui les instincts de la brute l'emportent sur les considérations morales, cette fille est perdue, femme elle est vouée à la souffrance ou à l'adultère.

Voici un mari jeune et ardent, il est à peine entré dans le lit conjugal, qu'il s'empresse sans aucun préambule d'en arriver à ses fins de mariage; mais combien calculent mal leur élan et voient tomber leur flamme avant d'avoir pu atteindre le but désiré! Il a à peine eu le temps de frapper à la porte, et il l'a fait d'une façon si maladroite et si brutale que de longtemps il ne doit compter la voir s'ouvrir facilement; c'est qu'en effet il a déterminé la douleur sans avoir eu le temps, ni l'occasion, de procurer la sensation contraire qui doit la faire oublier; chaque nouvelle tentative à laquelle il se livre par la suite, réveille cette douleur qui le fait repousser de plus en plus énergiquement et ses efforts deviennent d'autant plus infructueux que son énergie morale et même physique se borne bientôt, amoindrie par ces insuccès réitérés. C'est surtout à ces maris que nous conseillons de lire l'amour secret!

Si la nature n'exige pas qu'un mari soit artiste consommé, elle lui commande du moins de savoir exécuter l'acte essentiel, d'une façon logique et intelligente.

Il faut encore qu'il se pénètre bien de la prééminence des fonctions génératrices sur toutes celles de l'organisme vivant, non seulement pour la perpétuation de l'espèce, mais aussi pour l'entretien de la santé et de la vie, comme toutes les autres fonctions naturelles. Sans être aussi exigeantes sous ce rapport, que celle de la nutrition, elles ne doivent pas moins s'accomplir avec régularité, suivant les besoins et les exigences individuels!

L'exercice du coït et sa complète satisfaction sont un besoin, nous l'avons dit, le retour périodique de ce besoin, s'il est satisfait par l'orgasme vénérien, est à peine de deux en deux jours, pour les constitutions ordinaires.

On voit aussi la vanité perdre les jeunes mariés. Ce sont ceux qui se livrent sans prévoyance à la frénésie de leur passion, ils veulent se maintenir à la hauteur de leurs débuts et n'admettent pas que l'on suppose un refroidissement ou d'autres amours. Par dessus tout, ils craignent de voir ternir leurs lauriers, ils tiennent à se prévaloir de la haute opinion qu'ils ont donnée de leur virilité. Ils s'imposent donc une tâche qui dépasse leurs forces, mais ils sont bientôt trahis par les organes qui s'irritent, qui perdent de leurs ressorts et qui refusent enfin de seconder les délices de l'imagination.

Leur humiliation provoque, sous une autre forme, le même sentiment chez les femmes. Elles croient facilement que l'impuissance de leurs maris vient de ce qu'ils ne les aiment

plus, et alors elles demandent incessamment
des témoignages et des preuves d'amour. C'est
ainsi qu'on tombe, faute d'aveu, dans le raffine-
ment de l'amour, et c'est de là que vient la perte
de la santé et de l'harmonie conjugale.

X

L'Amour secret dans la Procréation limitée

Les désirs sont plus vifs et la jouissance plus facile à déterminer chez la femme dans les huit jours qui suivent l'époque menstruelle. Ils sont bien moins prononcés dans la semaine qui précède l'écoulement.

La menstruation, bien qu'elle soit l'excrétion des ovules au milieu d'une hémorrhagie naturelle, n'en reste pas moins une fonction réservée à l'isolement de la femme et à l'abstinence chez l'homme.

Pendant ce temps l'homme doit être plein de délicate attention pour la femme. Il doit s'interdire tout rapprochement avec elle, et éviter tout commerce compensateur au dehors. Il doit conserver toute sa force et apporter à la fin de la période critique, l'intégrale virginité d'une vigueur bien réparée.

Le docteur Pouchet a précisé que la fécondation offre un rapport déterminable et constant avec la menstruation. Il enseigne qu'il est facile de noter *rigoureusement chez la femme, l'époque intermenstruelle où la conception est physiquement possible ou impossible.*

D'après ses données, la conception ne peut s'opérer que du premier au douzième jour consécutif aux règles et n'a jamais lieu, après cette époque. Elle est physiquement impossible après les quatorze jours qui suivent, jusqu'à la veille de la réapparition. En voici la raison : chaque menstruation est l'indice de la maturité d'un ovule qui s'échappe par suite de la rupture d'une vésicule ovarienne. Cet ovule est saisi par le pavillon de la trompe, qui, par ses contractions, le fait descendre dans son conduit intérieur jusqu'à la matrice. Cet acheminement dans le canal de la trompe dure de deux à six jours. Or, tout ovule qui reçoit pendant sa progression le contact des spermatozoïdes, est fécondé et reste fixé dans la matrice. Dans le cas contraire, il est évacué avec les dernières gouttes de sang.

L'expulsion de l'ovule au dehors des organes varie selon certaines circonstances, mais ne dépasse généralement pas huit jours à partir du moment des règles.

Il est évident que la conception n'est possible que pendant les jours qui précèdent et suivent la menstruation, à tout autre époque le sperme ne peut rencontrer de germe.

La conception rentre donc dans le rang des faits soumis au libre arbitre de l'homme. Or il résulte que la vésicule de l'ovaire se développe quelques jours avant la menstruation, elle s'ouvre au moment des règles et laisse échapper l'ovule; l'acheminement par la trompe dure de 2 à 6 jours; l'ovule peut séjourner 1 ou 2 jours dans la matrice; donc il est rigoureusement possible que le fluide prolifique rencontre le germe pendant 8 jours à partir de la période menstruelle. Il faut ajouter en outre qu'un ovule peut être fécondé par un coït antérieur de deux ou trois jours aux règles, étant donné que les spermatozoïdes conservent leur vitalité pendant ce laps de temps.

De telle sorte que cette divulgation peut permettre de donner toutes satisfactions aux appétits naturels, sans pour cela exposer la femme à courir les risques d'une grossesse perpétuelle.

XI

L'Amour secret enseigne l'Art de flatter les Passions de la femme

La vanité, l'imagination et la curiosité de la femme sont trois puissances qui ne demandent pas mieux que de servir l'homme et qu'il doit à tout prix gagner, s'il ne veut pas qu'elles se retournent contre lui. Il faut lutter contre ces passions et si l'on tombe, savoir se relever non découragé, mais instruit. Chercheur perpétuel des causes de la défaite, l'homme doit se consoler en considérant celle-ci comme une leçon propre à le rendre plus habile à l'avenir.

Etudiant à mettre à son service la vanité, l'imagination la curiosité, s'en emparant habilement et les entretenant sans relâche ; procédant ensuite par l'excitation de la jalousie, l'homme fort commencera son œuvre par la rigueur, qui, une fois l'amour bien accentué, le pousse à ses dernières limites.

Pour flatter la vanité, il faut attribuer à la femme des louanges exceptionnelles. L'homme qui honorera au même degré dix femmes réunies, arrivera à ce résultat qu'aucune ne s'en flattera; mais s'il témoigne à l'une d'elles une attention plus aimable et plus soutenue qu'aux autres, la vanité de celle-ci sera particulièrement touchée et celle des autres en souffrira. Le dépit de ces dernières doit importer peu, au contraire, on doit s'en réjouir, car le prix du choix en sera d'autant plus apprécié par la vanité de celle qui aura été favorisée.

La femme, non seulement comblée de vanité, est encore accablée d'une folle du logis plus ardente, l'imagination. C'est pourquoi les promesses les plus insensées la trouvent crédule et avide, son imagination, flatteuse de sa propre vanité aime à lui présenter, sincère, ému, passionné, le plus vulgaire séducteur qui dans une épître grossière, lui crache au visage les éternelles admirations, ayant déjà servi cent fois. Ce stupide et étonnant moyen est d'une efficacité désespérante. Ainsi la lettre ci-dessous sera invariablement prise au sérieux, malgré son style filandreux et exagéré :

« Soleil de mes nuits, je ne puis vous le dissimuler plus longtemps, je vous aime, madame, de toutes les forces de mon âme, vos grâces m'ont ravi, je suis votre esclave, votre chose, je vous appartiens, faites de moi ce que vous voudrez. Vous êtes belle, vous devez être bonne ; soyez douce à ma défaite, soyez clémente après la victoire! C'est à vos genoux que je suis tombé, pardonnez-moi! votre éclat m'éblouit, que votre miséricorde me rassure! Adorer est si doux, laissez-moi vous adorer, etc. »

Il est peu ingénieux de battre en brèche les croyances religieuses de la femme, comme aussi ce serait une faute impardonnable que de se refuser à flatter la manie d'une femme romanesque. Une fois avéré son penchant pour tel personnage de roman, il est nécessaire, autant que faire se peut, de le personnifier à ses yeux, Mais l'imagination versatile de la femme s'éprenant facilement d'une figure d'un nouveau roman, il est impossible de continuer long-temps cette comédie. Il faut alors profiter de son erreur première, pour passer sans retard à l'excitation de la jalousie.

La curiosité excessive de la femme est un fait acquis à l'observation, il faut piquer sa curiosité pour la flatter ; or, on pique sa curiosité toutes les fois que, par ses paroles ou par ses actes, on semble lui cacher quelque chose. Pourvu qu'on joue bien son rôle, on est certain de captiver la curiosité de la femme sans qu'elle s'en rende compte, à tel point qu'elle emploiera toutes les ressources de son imagination pour arriver à arracher le secret qu'elle suppose. Enigme vivante, l'homme détournera ainsi vers lui toutes les combinaisons, surtout s'il a soin de paraître attacher un grand prix au mystère en question. Tant que l'attention de la femme est sur l'homme, elle n'est pas ailleurs.

Un esprit faux est naturellement menteur, donc la femme est menteuse.

Un des effets du mensonge est de tromper

son inventeur, au point de le convaincre de l'exactitude de ce qu'il dit. Or, la femme mettant le mensonge au service de ses passions, il est rare qu'il ne les exalte pas. Démentir une femme, c'est s'aliéner sa vanité.

En résumé, l'homme devient indispensable à la femme par l'observation de la flatterie des passions; l'amour artificiel ainsi obtenu, il faut savoir l'affermir et c'est par la jalousie qu'on y arrive.

La jalousie est, dans les mains de qui sait s'en servir, un des moyens les plus sûrs d'entretenir l'amour.

Composée de vanité et d'envie, contre toutes celles qu'elle redoute de voir devenir en possession d'un corps sur lequel elle croit seule avoir des droits, la jalousie, dans laquelle entre le souvenir des nuits passées ensemble, des galanteries et même des défauts qui plaisent, des moindres aventures dans l'opulence et la misère tour à tour traversées, des baisers, des soufflets, la jalousie se révolte à la pensée qu'une autre chair touchera cette chair qui lui semble sienne par droit de conquête, provoquera tour à tour les pleurs et les reproches, la soumission et la tyrannie, le désespoir et la rage.

L'homme se préoccupe généralement beaucoup moins de la vie antérieure de la femme, qui, au contraire, le méprise bientôt, si rien ne lui laisse entrevoir dans l'existence passée de son amant ou de son mari, de nombreuses aventures galantes. Pour elle, monstre est synonyme d'adorable.

Il est donc nécessaire à l'homme de faire croire que sa vie a été traversée par une grande passion et surtout qu'il a été adoré.

La découverte d'une série de lettres d'amour adressées à l'homme par une autre femme, surtout lorsque ces lettres sont pleines d'un amour aveugle et soumis, et que la femme auteur de ces épîtres enflammées, est d'une position plus élevée qu'elle, excite au plus haut degré la jalousie rétrospective de la femme actuelle, tout en flattant sa vanité.

C'est pourquoi si cette correspondance n'existe pas, il faut l'inventer.

Les lettres doivent être mises au fond d'un meuble encombré d'autres papiers, et lorsque adroitement l'homme aura fait comprendre qu'il existe quelques lettres, il peut avoir pleine confiance dans la curiosité de sa femme qui ne tardera pas à trouver ces écrits précieux qu'elle lira. Il faut quelque chose dans le genre suivant :

« Mon ange adoré, que je t'aime; que je t'aime, cruel, j'ai tout quitté pour toi, parents, enfants, et tu réponds à tant de dévouement par la pitié. L'amour n'en doit-il pas être le prix? Etre aimée de toi! Ah! aimée un jour, un seul jour! et puis mourir! »

Une vingtaine de feuilles de cette catégorie sur papier armorié de marquise, en voilà assez pour donner à une femme la plus haute opinion de l'amour de son amant ou de son époux et lui inspirer la crainte de le perdre.

Ceci, c'est la jalousie du passé. Pour le présent il faut être plus adroit et ne pas dépasser les limites. Etre aimable avec toute femme, est utile parfois, pour faire germer dans le cœur de sa compagne la haine des autres individus de son sexe. Quand cette jalousie adroitement menée fera explosion, il faut savoir calmer la femme en la caressant, en la traitant d'enfant, redoubler d'embrassements en plaisantant celle dont elle est jalouse. On peut éveiller le soupçon, mais ne jamais donner lieu à la certitude d'infidélité. Ne jamais oublier que l'homme qui, pour prouver son amour à sa femme et lui donner un exemple de sincérité, évite de parler à telle ou telle, dont elle est jalouse, cet homme commet une faute dont sa femme le fera repentir, car lorsqu'une femme le verra dénué de tous les moyens de lui inspirer cette jalousie à elle, son oreille sera plus attentive aux compliments des autres hommes; à force de le voir désarmé elle le trouvera sot.

XII

Conseils pratiques dans le Mariage

L'homme doit éviter de démontrer trop d'amour à la femme; celle-ci ne doit jamais être complètement satisfaite sous ce rapport, elle doit toujours désirer cet amour comme une insigne faveur; moins on dira à une femme qu'on l'aime, et plus elle répétera qu'elle aime.

Si la femme est de bonne foi, l'homme prendra alors au sérieux ses protestations d'amour, et lui assurera son affection réciproque, mais avec supériorité, c'est-à-dire lui parlera comme à un enfant.

Si elle est de mavaise foi, elle feindra l'amour pour éprouver celui de son mari, et ensuite pour

mépriser celui-ci, si réellement il a de l'affection.
Il ne faut alors lui répondre que d'une manière
équivoque.

Il est à remarquer que plus on embrasse une
femme, moins elle vous embrasse; elle aime
d'autant moins dans le premier cas et d'autant
plus dans le second.

Il ne faut donc embrasser sa femme que lorsqu'elle tend les lèvres et ne pas abuser de son
désir. Si c'est avec ardeur qu'elle donne des
baisers, il faut, afin d'accroître son amour, se
contenir en l'embrassant plutôt paternelle-
ment.

La mauvaise foi de la femme est reconnue par
sa convoitise de satisfaire sa vanité et son imagination. Il faut alors lui donner la satisfaction
qu'elle convoite, mais non pas par des baisers.
C'est le moyen de la lui faire désirer.

L'embarras de l'homme inspire le mépris de la
femme; elle est cynique avec un sot, sotte avec
un cynique. Donc l'homme doit poser au lit, là
comme partout il doit être imposant.

En principe, tous les hommes sont naturellement amis, de même toutes les femmes, mais

dès que deux individus ne sont plus du même sexe, l'amitié n'existe plus; ce qu'on nomme amitié entre eux n'est que le diminutif d'amour. C'est pourquoi il est bon de prendre ses précautions afin que ce diminutif ne se transforme pas en amour complet.

Donc, celui qui introduit un ami dans son ménage est inexcusable, à moins que cet ami n'ait cinquante ans et soit aussi peu séduisant que possible. Un homme qui encourage à persévérer dans sa conduite l'ami qui s'introduit dans le ménage, est un sot, surtout si l'ami est *distingué*.

Il arrivera un jour ou l'autre que le mari sera absent pendant une visite de l'ami. Ce jour-là, madame, qui jusque-là avait tenu devant l'ami une attitude réservée et qui l'avait même trouvé ennuyeux, prendra son plus aimable sourire et déplorera tout haut l'absence de son mari; mais cependant elle sera charmée d'être seule, simple affaire de curiosité. L'ami sera embarrassé, quoique charmé lui aussi, mais, madame sera si gracieuse, saura si bien lui faire les honneurs de la maison que l'ami lui

en fera force compliments, il vantera le bon
heur de celui qui possède un trésor aussi précieux qu'elle; madame, confuse, dira qu'on la
flatte, etc.

Le mari rentre; madame annonce la visite
qu'elle a reçue, mais ne dit rien de la conversation. . Voilà déjà un petit secret. Madame,
rêveuse, compare les attitudes de son mari avec
celles de l'ami.

L'ami revient, cette fois il serre franchement
la main de madame qui le reçoit avec force déli-
cates attentions. Nouveaux éloges du mari, protestations de la dame, et ainsi de suite, jusqu'au
jour où l'ami entre en confidences avec madame;
celle-ci lui confie ses secrètes pensées et lui de
même.

A partir de ce moment le mari est.....
perdu !

Chose digne de remarque, c'est que, presque
toujours, ce sont les femmes qui se perdent
entre elles; souvent, les séductions de la cour la
plus assidue seraient impuissantes à amener ce
résultat, si une femme et perfide amie ne
venait souffler sur l'esprit la surexcitation

des passions et sur le cœur le froid de l'insensibilité.

Une femme qui s'est jetée dans le dérèglement n'a rien de plus à cœur que d'y entraîner toutes celles qu'elle peut; il lui semble que les fautes des autres sont une sorte de justification des siennes. Elle s'étourdit sur ses désordres en se disant qu'elle n'est pas la seule dans cette situation; aussi, rien n'est plus à redouter pour la vertu d'une femme honnête que la société des femmes vicieuses.

Les vieilles femmes surtout, qui ont eu le plus d'écarts tant qu'elles en ont pu avoir, sont les plus redoutables; elles éprouvent une joie indicible à fomenter, à favoriser, à presser la chute de la vertu; pour peu qu'elle chancelle, sa perte est certaine, entre les mains de ces vieilles sibylles qui n'ont plus que le souffle empesté de la corruption.

Il est bon de pousser la femme à l'étude, aux lectures scientifiques, c'est une sauvegarde contre les tentations d'amour auxquelles la femme est la plus exposée, parce qu'elle a une vie plus inoccupée. « Le diable tente

l'homme, mais la femme oisive tente le diable »,
disent les Italiens.

La femme, ainsi occupée, ne cherche pas à
abuser de la faiblesse de son sexe et à confondre
une blessure faite à son amour-propre, avec une
atteinte portée à son honneur.

Mais il ne faut pas, non plus, exagérer cette
recherche intellectuelle, car si la femme qui
joint aux attraits de son sexe ceux de l'esprit
trop cultivé en est plus séduisante, elle n'en
est que plus dangereuse. Malheureusement, en
effet, il arrive que, chez beaucoup de ces
femmes, le cœur devient l'humble serviteur de
la tête, il s'ensuit certaines faiblesses ; elles
prennent le mors aux dents et deviennent,
suivant leurs prédispositions naturelles ou les
circonstances, des folles de luxure effrénée,
des hystériques morales, ou bien dépourvues
de toute sensualité, elles font de la politique ou
se lancent dans des études étranges autant
qu'insensées.

Les Orientaux ont souvent montré une
grande sagacité et un grand bon sens dans le
jugement de l'esprit de la femme. L'exemple

suivant montrera que la femme est souvent peu soucieuse de son honneur et de sa réputation pour se plaindre ensuite d'avoir été trompée par des promesses qu'elle n'écoute que lorsqu'elles lui plaisent.

Un jour, une femme arrive devant le cadi traînant un homme avec elle : « Juge, s'écrie-t-elle, rends-moi justice, cet homme m'a fait violence ! »

Le juge réfléchit quelques instants, puis il dit à l'accusé d'une voix terrible : « Donne ta bourse à cette femme ». Celui-ci, qui s'attendait au moins à la bastonnade, s'empresse de s'exécuter. « Maintenant, dit le juge, reprends-lui ta bourse ». Le prévenu se jette aussitôt sur la femme qui l'accusait et par tous les moyens en son pouvoir il cherche à reconquérir ce qu'il vient de donner; mais ses efforts restent inutiles. « Femme, dit alors le cadi, si tu avais défendu ton honneur comme tu as défendu ta bourse, tu n'aurais pas eu besoin de venir devant moi ! »

La qualité la plus appréciée en amour, même dans l'amour conjugal, est la générosité :

« Donner, c'est la grosse cloche de l'amour », disait de Bassompierre. A son galant, qui venait les mains vides, une Ecossaise disait : « Si la reine se faisait courtiser par un valet d'écurie, elle attendrait de lui un présent comme gage de son amour, ne fût-ce que son étrille! » Tous les grands séducteurs ont été des hommes grands en générosité; le duc de Villeroy se montrait fastueux en ce genre et il ne trouvait pas de cruelles, justement parce qu'il avait la réputation d'être libéral. M. de Narbonne arrivant à un rendez-vous, que lui avait donné Mme de Staël, se trouva en retard, il prit sa montre et la jeta dans un bassin pour la punir d'avoir fait attendre une si charmante personne. La femme ne résiste jamais à de semblables démonstrations.

Enfin nous donnerons les indications nécessaires dans le choix d'une femme en quelques mots :

Si vous désirez une femme tranquille et peu exigeante, cherchez en elle les éléments suivants : cheveux blonds, yeux d'azur, assez grasse, sérénité du regard, ingénuité du mouvement, peu ou point de rêvasserie, lèvres peu charnues, aucun duvet à la lèvre supérieure, un grand amour des enfants, signe certain du sentiment maternel, frein naturel à l'érotisme exagéré.

Voulez-vous une femme ardente, vous la trouverez avec les cheveux et les yeux noirs, la peau brune, les lèvres épaisses, le corps sec; elle sera névrosée, très sensible, d'un caractère capricieux, elle aura le regard de feu, et des mouvements de couleuvre.

En règle générale, les femmes grasses présentent ce caractère, que l'adiposité a des rapports intimes et les plus variés avec la nutrition générale de l'organisme. Il est rare de trouver une femme exigeante parmi les grosses, à moins qu'elle ne soit hystérique. Il est aussi rare de rencontrer une femme froide parmi les maigres, à moins qu'elle n'ait trop de duvet aux lèvres ou autour des membres et ne soit stérile. Le développement charnu des lèvres est un bon caractère pour mesurer la sensualité d'une femme.

XIII

L'Amour secret chez les anciens Romains

Les Anciens furent de grands observateurs,
et rien dans le caractère de la femme ne sembla
leur avoir échappé ; ils se sont plu à étudier les
choses de l'amour sous toutes leurs formes ;
Aristote, chez les Grecs, s'occupa à poser des
« problèmes sur l'amour » et en donna les so-
lutions physiologiques et psychiques remar-
quables. A Rome, Ovide, dans son « art d'aimer », donne d'admirables conseils qui ne sont
autres que des révélations de *l'amour secret*, ou
si l'on aime mieux, des *Réformes dans l'art de
faire l'amour*.

Nous avons extrait de *l'art d'aimer* quelques

passsges pouvant intéresser le lecteur à plus
d'un titre ; ces lignes démontreront que ce que
nous avons écrit se rapporte à une science
dont l'utilité s'est fait sentir de tous temps et
dont l'enseignement, approprié aux temps mo-
dernes, constitue réellement un art inappréciable
dans la réalisation de l'harmonie intime des
cœurs.

Ovide étudie le caractère de la femme et
dit : Celle que l'on croira, peut-être, ne pas
vouloir se rendre, le voudra secrètement.
L'homme sait mal déguiser et la femme dissi-
mule mieux ses désirs. Si les hommes s'enten-
daient pour ne plus faire les premières avances,
bientôt ils verraient à leurs pieds les femmes
vaincues et suppliantes.

Un amant expérimenté n'ignore pas combien
les baisers donnent du poids aux douces paroles. Si la belle refuse, il les prend malgré elle,
mais sans brutalité ; elle résistera tout en dési-
rant succomber. Après ce premier baiser pris,
si l'amant ne prend pas le reste, il mérite de
perdre les faveurs mêmes qui lui ont été accordées déjà. Faire quelques violences plaît aux

femmes; ce qu'elles aiment à donner, elles veulent encore qu'on le leur ravisse.

Une histoire d'autrefois le démontre.

Achille, se faisant le champion des Grecs qui avaient juré de se venger de l'enlèvement d'Hélène, se déguisa en fille, et parvint, à force de ruse, à partager le lit de la princesse de Seyros. La violence que Diadémie subit, lui dévoila tout à coup le sexe de sa compagne. Elle ne céda, sans doute, qu'à la force; mais enfin, elle ne fut pas fâchée que la force triomphât : « Reste! » dit-elle, d'une voix caressante, à Achille voulant déjà partir.

Oui, si la pudeur ne permet pas de faire des avances, en revanche, c'est un plaisir pour elle de céder aux attaques de son amant.

Certes, il a une confiance trop présomptueuse dans sa beauté, le jeune homme qui se flatte qu'une femme fera la première démarche; c'est à lui à commencer, à lui d'employer les prières, et les tendres supplications seront bien accueillies par elle : elle veut absolument qu'on la prie. Si cependant on ne répond pas aux prières, il ne faut pas insister davantage. Bien des femmes désirent ce qui leur échappe et détestent ce qu'on leur offre avec insistance. Il ne faut jamais manifester l'espoir d'un prochain triomphe, il vaut mieux commencer par l'amitié. On a vu plus d'une beauté farouche être dupe de ce manège et son ami devenir son amant.

L'amour est faible à sa naissance, mais il se fortifie par l'habitude; il faut savoir l'alimenter et, avec le temps, il devient robuste; rien n'a plus de force que l'habitude; cependant si on s'aperçoit que la satiété arrive, il est bon de se faire désirer et quelques absences prolongées feront naître l'inquiétude, tout en usant de prudence afin d'éviter de faire naître la jalousie.

Lorsqu'on aura une maîtresse quelque peu avancée en âge, on ne doit jamais s'informer de cet âge. Il faut savoir jouir en paix de sa conquête, d'autant plus que la femme qui a passé la première jeunesse n'est pas stérile en plaisirs, c'est un champ qu'il faut ensemencer pour qu'il donne un jour sa moisson.

Les femmes sur le retour sont plus savantes dans l'art d'aimer, elles ont l'expérience qui seule perfectionne tous les talents. Elles savent par mille attitudes diverses varier les jouissances; nulles peintures voluptueuses n'offrent plus de variétés. Chez elles, le plaisir naît sans provocation irritante; le plaisir le plus doux, celui que partagent à la fois et l'amante et l'amant.

Les embrassements dont l'effet n'est pas réciproque sont odieux. Toute femme qui se livre parce qu'elle doit se livrer, et qui, froide au sein du plaisir, songe encore à sa toilette, est haïssable. Le plaisir, accordé ainsi par devoir, cesse d'être un plaisir : en ce cas il faut dispenser sa maîtresse de tout devoir.

Mais qu'il est doux, au contraire, d'entendre la voix émue exprimer la joie qu'elle éprouve et prier qu'on ralentisse la course pour prolonger son bonheur! Qu'il est bon de la voir, ivre de volupté, fixer sur soi ses yeux mourants ou languissants d'amour, se refuser longtemps aux caresses! La nature n'accorde pas ces avantages à la première jeunesse, ils sont réservés à cet âge qui la suit. C'est pourquoi, si l'on veut goûter les fruits de l'amour passionné, il faut les chercher dans leur maturité.

Voici enfin le lit complice des plaisirs, qui reçoit les deux amants ; que faut-il faire ?

Ne pas trop se hâter d'atteindre le terme du plaisir. Il vaut mieux y arriver par d'habiles retards, y arriver doucement.

Lorsqu'on aura trouvé la place la plus sensible, qu'une sotte pudeur ne vienne pas arrêter la main et l'on verra les yeux de l'amante briller d'une tremblante clarté ; puis viendront les plaintes mêlées d'un tendre murmure, les doux gémissements et ces paroles agaçantes qui stimulent l'amour. Mais surtout que l'amant ne soit pas maladroit pilote, qu'il n'aille pas, déployant trop de voiles, laisser sa maîtresse en arrière, et qu'il ne souffre pas, non plus, qu'elle le devance ; il faut savoir voguer de concert vers le port. La volupté est au comble lorsque, vaincus par elle, l'amante et l'amant succombent en même temps.

Telle doit être la règle de conduite, lorsque rien ne presse et que la crainte ne force point à accélérer les plaisirs furtifs. Mais si les retards ne sont pas sans danger, il faut dédaigner ces conseils et accélérer de l'éperon le coursier.

Conseils aux femmes.

Que la femme songe à la vieillesse qui vient toujours trop tôt, et qu'elle ne perde pas un instant à se donner du bon temps quand elle est encore à ses années printanières. L'heure une fois passée, est passée sans retour.

Un temps viendra où celle qui, jeune aujourd'hui, repousse son amant, vieille et délaissée regrettera ses appas et le temps perdu.

Sitôt le corps se couvre de rides! sitôt s'effacent les couleurs sur un gracieux visage! Pourquoi donc ne pas cueillir la fleur qui, demain, si elle reste sur sa tige, tombera d'elle-même honteusement flétrie.

Que risque donc la femme?

Si les amants la trompent, que perd-elle?

Tous ses attraits lui restent, et, lui déroberait-on mille faveurs, ils n'en seraient pas même altérés!

Certes une femme ne doit pas se prostituer; ce n'est pas cela que nous prétendons; mais bien qu'elle ne peut se dispenser de rendre hommage à la nature et d'user des attributs qui lui sont dévolus!

La beauté n'est pas l'apanage de toutes, aussi les soins de la parure sont là pour y suppléer ; faute de soins, les plus beaux visages perdent leur éclat.

La femme ne doit jamais négliger sa coiffure, la grâce dépend du plus ou moins d'adresse des mains qui président à ce soin ; il est nécessaire que chacune choisisse celle qui lui convient le mieux.

La nature secourable aux charmes de la femme lui fournit les moyens pour réparer l'outrage des temps, mais il ne faut pas que l'amant la surprenne entourée de ses boîtes et flacons qui servent à ses apprêts, que l'art embellisse sans se montrer. Il vaut mieux laisser croire qu'elle n'a rien employé. Il est une foule de choses que l'homme doit ignorer. S'il est des femmes sans défauts et qui ont le privilège d'une beauté qui ne doit point à l'art sa puissance, il en est qui, sans posséder la laideur, ont besoin de cacher certains défauts ; dans ce cas il est bon pour elles de le dissimuler le plus habilement possible.

L'art est partout ! Les femmes apprennent à

pleurer avec grâce, à pleurer quand elles veulent et comme elles veulent.

Une femme doit se montrer avide de plaisirs, mais elle doit éviter les hommes qui font éloge de leur beauté; leurs amours vagabondes ne se fixent nulle part. Que peut faire une femme, lorsqu'un homme est plus efféminé qu'elle? Qu'elle ne se laisse pas séduire par trop de promesses et qu'elle fasse profit des plaintes d'autrui. On ne doit pas se hâter en amour, l'attente, si elle n'est pas trop prolongée, aiguillonne l'amour.

La jeune femme ne devra pas se montrer trop facile aux instances d'un jeune amant; mais cependant, sans rejeter complètement ses prières, elle fera espérer et craindre en même temps, de façon qu'à chaque refus ses espérances s'accroissent et ses craintes diminuent.

La femme qui veut conserver la pureté de ses traits, doit contenir la violence de son caractère. La colère gonfle le visage, grossit les veines du cou. L'orgueil n'est pas moins nuisible à ses attraits, il faut le doux regard pour captiver l'amour, une hauteur dédaigneuse inspire l'aversion. Il faut donc sourire doucement à celui qui sourit, répondre aux signes, par des signes d'intelligence.

La femme ne doit pas captiver un jeune amant de la même manière qu'un homme d'âge. Le jeune amant ne doit s'attacher qu'à celle-là seule qui l'a initié à l'amour; aussi doit-elle l'entourer de barrières contre ses rivales. L'autre amoureux, plus âgé, aimera plus lentement et avec mesure et endurera bien des choses que le jeune ne saurait supporter. Le premier amour est plus actif, mais moins durable; le second plus sûr.

Enfin il faut que la place se rende à discrétion, que les portes soient ouvertes à l'ennemi. Des faveurs trop facilement accordées sont peu propres à nourrir longtemps l'amour; il faut mêler à ses douces joies quelques refus qui l'irritent; que l'amant, devant le seuil de la chambre de l'adorée, s'écrie : « Porte cruelle! » et qu'il emploie tour à tour la prière et la menace. Ce qui empêche bien des maris d'aimer leurs femmes, c'est qu'ils peuvent les voir autant qu'il leur plaît.

L'amant enfin seul admis aux plaisirs de la
couche de l'amante, il est nécessaire qu'il
craigne bientôt un rival, qu'il se croie réduit à
partager avec lui les faveurs de la belle. Sans
ce stratagème, l'amour vieillit promptement.
Mais cependant il faut éviter que l'amant n'ait
pas, d'une façon trop évidente, sujet à se
plaindre. S'il est utile de l'émoustiller davantage, on supposera des craintes imaginaires,
quand il serait plus facile de le faire rentrer
par la porte, qu'on le fasse passer par la fenêtre et
qu'il lise sur le visage de sa maîtresse tous les
symptômes de l'effroi. Qu'une fine soubrette
accoure tout à coup en s'écriant : « Nous
sommes perdus! » Alors cacher le jeune
homme dans quelque coin, sera du meilleur
effet. Mais que des plaisirs sans trouble succèdent enfin à ces alarmes, de crainte que
les nuits ne lui semblent achetées trop cher
à ce prix.

Que chaque femme apprenne à se connaître
et se présente aux amoureux combats dans l'attitude la plus favorable. La même posture
ne convient pas à toutes.

Que celle qui brille par les attraits du visage s'étende sur le dos.

Que celle qui s'enorgueillit de sa croupe élégante, en offre aux yeux toutes les richesses.

Celle dont les jambes sont sculpturales peut sans crainte les placer sur les épaules du sacrificateur.

Un amant fera l'office de coursier, si la belle est de petite taille.

Celle qui est remarquable par sa longue taille doit appuyer ses genoux sur le lit, la tête légèrement inclinée.

La femme dont les cuisses ont tout le charme de la jeunesse, si sa gorge est sans défauts doit, préférer que son amant, debout, la voie obliquement étendue devant lui.

Si l'enfantement a sillonné de rides le flanc de la femme, elle doit combattre en tournant le dos.

Mille manières peuvent être indiquées selon le cas, mais la moins fatigante pour la femme c'est de rester à demi penchée sur le côté droit.

Femmes, que le plaisir circule jusque dans la moelle de vos os, et que la jouissance soit éga-

lement partagée entre vous et vos amants;
qu'elle s'exhale en tendres paroles, en doux
mouvements; que les propos licencieux aiguil-
lonnent vos doux ébats. Et que celle à qui la
nature a refusé la sensation du plaisir, que sa
bouche du moins, par un doux mensonge, dise
qu'elle l'éprouve.

Malheureuse est la femme chez laquelle
reste insensible et engourdi cet organe qui
doit procurer à l'un et à l'autre les mêmes voluptés. Mais aussi lorsqu'elle feindra, qu'elle
n'aille pas se trahir, que ses mouvements et
ses yeux aident à tromper, que sa voix entre-
coupée, que sa respiration haletante ajoutent à
l'illusion.

XIV

Les lois secrètes
de l'Amour dans la théologie musulmane

Ce que nous venons d'exposer, l'a été bien avant nous ; la théologie musulmane expose tout au long ces mêmes théories de l'amour secret dans *le Livre des lois secrètes de l'amour*[1]. Au chapitre II de cet intéressant recueil, nous trouvons, sous le titre *de la connexion naturelle*, les préceptes suivants :

1. Un jour qu'Ali interrogeait notre saint prophète sur le mariage et le coït, celui-ci, à qui Dieu fasse miséricorde, lui répondit :

1. D'après le *Khodja Omar*, *Haleby*, *Abou Othmar*, traduction de Paul de Reglia.

« Le coït est une des causes de la conservation de la santé. Que celui d'entre vous qui est en bon état de suffire à la copulation se marie : le mariage donne de la modération au regard, et détourne plus obligatoirement de l'inceste et de l'adultère. »

2. Le saint prophète a encore dit : « Va, prends pour femme une vierge que tu caresses et qui te caresse. Ne te mets pas en coït avant de l'animer par des caresses. » Et il a encore dit, dans le chapitre II du *Koran*, verset 223 : « Les femmes sont votre champ. Cultivez-le de la manière que vous l'entendrez, ayant fait auparavant quelque acte de piété. Craignez Dieu! »

— Par cette recommandation de craindre Dieu, notre saint prophète entend qu'il faut préluder à la copulation en se pénétrant bien de l'importance de l'acte qu'on va accomplir.

— Voici donc, ô hommes! comment il faut se conduire en cette circonstance et comment vous devez pratiquer le coït.

— Le mieux est d'accomplir l'acte le soir, après la digestion et lorsque le corps est dans un état modéré et normal de chaleur et de froid, de réplétion et de non-réplétion, en un mot, dans un état aussi équilibré que possible.

— Si pourtant, on se livre au coït dans une circonstance inopportune, l'inconvénient sera moindre si l'on est repu. Le fils d'Omar ne copulait jamais qu'après avoir mangé.

— La meilleure règle est de ne pratiquer le coït que lorsque le besoin s'en fait vivement sentir et que le désir n'en est provoqué ni par effort, ni par des idées érotiques, ni par des regards, c'est l'accumulation seule de la liqueur spermatique qui doit animer et appeler à la copulation.

— Il est permis, Dieu lui-même l'a dit dans son saint Koran, de copuler dans la nuit du jeûne : « Car vos femmes sont vos vêtements et vous êtes le leur. » Mais c'est surtout du coït de cette nuit qu'il est également dit : « Voyez vos femmes dans le désir de recueillir les fruits qui vous sont réservés. »

— Il est bon, dans cette nuit comme dans les autres, de prononcer, au moment où le *Dkeur* pénètre dans la vulve, la parole sacrée : *Au nom du Dieu clément et miséricordieux*; on éloignera ainsi les djinns et les mauvais esprits dont la mission est de présider à la confection des enfants difformes et malsains.

— Il faut toujours vous abluer avant de vous approcher de votre femme; celle-ci devra agir de même. Il en sera encore ainsi quand, après avoir copulé une première fois, vous voudrez récidiver; car le prophète a dit ceci : « Lorsqu'un d'entre vous a pratiqué le coït et qu'il veut renouveler la copulation, il faut qu'il fasse ses ablutions avant de recommencer ».

— J'ai dit, ô hommes ! que le meilleur moment pour coïter était le soir, après le dernier repas, la digestion terminée. Quand donc vous voudrez accomplir cet acte, vos ablutions étant faites, vous attirerez votre femme près de vous et lui direz de douces choses qui, en lui faisant plaisir, devront la préparer à être votre digne partenaire. Vous la caresserez et elle vous caressera; vous la baiserez sur les joues, sur les lèvres, sur les seins, sur la nuque, et vous jouerez avec ses cheveux. Si sa nature est froide, si vous voyez que l'agitation de ses sens n'est

pas en correspondance avec la vôtre, vous por-
terez votre main sur son clitoris et, s'il le faut
vous l'exciterez légèrement ou énergiquement,
mais sans aller jusqu'à l'onanisme, car la loi
réprouve cette pratique. Ces caresses, votre
femme vous les rendra ; elle devra même vous
précéder dans ces jeux charmants, que le saint
prophète a recommandés en plusieurs circonstances.

— Quand tout sera prêt pour la pénétration,
quand la femme, humectée par le désir, vous
montrera par ses soupirs et ses petits cris
qu'elle est en mesure de recevoir avec profit la
liqueur spermatique, vous vous mettrez sur elle
visage contre visage, ventre contre ventre,
sans brusquerie, avec une énergique douceur,
et vous commencerez la pénétration en évitant
les fortes secousses. C'est à ce moment-là que
pour mettre le diable en fuite, vous direz tous
deux : *au nom de Dieu!* Si, au moment du
spasme final, au moment de l'éjaculation, la
femme se tenait immobile, comme en extase,
vous pouvez ajouter le reste de la formule sacrée : *clément et miséricordieux!* l'œuvre sera

parfaite et l'enfant que vous procréerez ne sentira jamais la main du démon. »

Le *Livre des lois secrètes de l'amour* continue par un chapitre spécial sur la virginité dont voici quelques passages, indiquant la façon dont il faut s'y prendre pour cueillir cette rose.

— Quel est celui d'entre vous, ô vous tous les croyants! qui, ayant à choisir, ne préférera pas le lever du soleil à son coucher, et la rose qui commence à s'épanouir à celle qui, ayant déjà répandu son parfum au loin, n'a plus qu'à effeuiller les pétales de son calice sur la terre qui lui a donné le jour?

— Le soleil qui se lève, comme la rose qui s'entrouvre ou qui, mieux encore, concentre sa beauté et son parfum en un bouton ferme et résistant, nous disent, l'un et l'autre, les promesses de l'avenir et communiquent à nos cœurs les doux chants de l'espérance. Le soleil qui se lève, c'est l'avenir; c'est pour toute la nature, la promesse de tressaillements amoureux; la fleur non encore épanouie; c'est aussi l'espérance et l'espoir de l'ivresse que nous savourons en respirant son parfum!

— La vie, avec le soleil, avec la rose et son parfum capiteux, eh bien! voilà ce que renferme la vierge dont les flancs sont encore purs de tout contact !

— Voilà pourquoi il est préférable de prendre pour femme une vierge, qu'une femme dont le ventre a déjà tressailli sous l'aiguillon du mâle.

— Certes ce n'est pas toujours une chose facile que de conduire à bien l'œuvre qui va faire une femme de la vierge que tu as dans tes bras.

— En cette circonstance, agis donc avec douceur et avec prudence; ne cherche pas à briser, par un choc violent, l'ineffable résistance de son calice encore fermé. Sache mettre un frein à la violence de ton ardeur; et si la nature t'a créé trop fort et trop puissant, n'hésite pas à remettre au lendemain et même au surlendemain le parachèvement de ton œuvre de défloraison.

— N'oubliez pas, ô hommes! que des lésions fort graves peuvent résulter d'une action trop violente. Ces lésions, ces désordres, peuvent occasionner la stérilité ou des maladies nerveuses, par le déplacement de la matrice et sa projection à droite ou à gauche, loin de tout équilibre.

Le Livre des lois secrètes entre alors dans des détails anatomiques concernant le déplacement de l'utérus; dans la première nomenclature, il place la déviation de la matrice à gauche.

— Repoussée par la violence des chocs imprimés par le *Dkeur*, la matrice, fatiguée, meurtrie, s'est portée vers le côté gauche. Avec le temps, les ligaments qui la suspendent se sont raccourcis d'une part, allongés de l'autre.

Dans ce cas, le coït, pour être fécond, devra se pratiquer ainsi qu'il suit :

— Après avoir préludé par des caresses et les paroles qui, par leur flamme, engendrent le désir, l'homme se mettra à la droite de la femme; celle-ci se soulèvera un peu les reins et portera sa cuisse et sa jambe droite sur la cuisse de son mari; celui-ci se mettra alors sur le côté gauche et, passant son bras gauche sous la taille de sa femme, il l'attirera légèrement à lui; ceci fait, la femme restant toujours couchée sur le dos, l'homme en descendant ou remontant un peu; se mettra dans une telle posture qu'il n'aura qu'à prendre son *Dkeur* de la main droite, et à l'introduire doucement et progressivement dans le vagin. Il aura soin, au moment de l'éjaculation, de ne pas trop changer de position, et il évitera de pousser avec trop d'énergie.

— En ce qui concerne les autres manières de coïter, soit que la femme prenne la place de l'homme, soit qu'elle se trouve à demi-penchée sur le bord d'un haut sopha, soit qu'elle se tienne debout, ou adossée à un arbre, soit qu'elle se mette dans la posture des femelles des animaux, ce sont là jeux d'amoureux que la loi autorise, conformément à cette parole du Prophète : « Les femmes sont votre champ; cultivez-le de la manière que vous l'entendrez, ayant fait auparavant quelque acte de piété ».

« Savoir, vouloir, oser, se taire »

Tel est le quaternaire de la véritable science de la loi de l'amour, dont le livre dit :

— Si nous coïtons comme nous mangeons, nous ne pouvons éprouver qu'une sensation vulgaire de satisfaction matérielle, dans la—

quelle notre esprit ne joue qu'un rôle secondaire. Tout autre est le coït effectué par nos organes, sous la suggestion de notre esprit, ce sultan du corps qu'il devrait toujours commander, mais dont il est trop souvent l'esclave.

Dans ce dernier cas, le coït devient la manifestation directe en puissance et en énergie de l'esprit même. Si celui-ci est fortement empreint de l'idée qu'il accomplit un acte divin, le faisant, pour un instant, l'égal de Dieu, dont il possède la puissance créatrice et vivifiante, qui donc osera dire que, sous l'empire de cette force intellectuelle, poussée jusqu'au suprême orgueil, le coït n'offrira pas à l'homme des sensations plus ardentes, une éjaculation plus puissante et une jouissance plus que vive ?

— Qui donc osera dire que l'enfant, conçu dans ces conditions, ne sera pas un enfant plus sain, plus vigoureux, plus intelligent que celui qui résultera d'un coït banal, matériel et brutal?

— Ne sait-on pas qu'un enfant procréé sous l'empire de l'ivresse alcoolique est un enfant maigre, chétif et scrofuleux, capable de toutes les aliénations mentales?

— Et qui ne sait qu'un coït de colère, de violence et de haine, un coït, où seule, la bête se manifeste, est un coït souvent stérile, toujours néfaste par des résultats désordonnés?

— O vous qui croyez! coïtez donc suivant les enseignements du Koran. Coïtez par l'esprit, avec votre âme élevée vers Dieu; coïtez comme un homme puissant en œuvre et en force, ayant conscience de ce qu'il fait, et vous aurez ainsi une jouissance double, une éjaculation vigoureuse et des enfants sains et puissants!

— Faites du coït une œuvre divine, un devoir agréable, auquel vous ferez participer vos femmes, en partageant avec elles votre jouissance et votre noble félicité.

— Elancez-vous ensemble vers les béatitudes du paradis; allez en mesure, en vous donnant de doux noms, en célébrant les louanges de Dieu, soyez vigoureux, mais sans brusquerie, au besoin *sachez vous contenir pour attendre que votre compagne de voyage soit au même point que vous*; ne brusquez rien, ne précipitez rien; savourez toutes les joies de la route en *gourmets* et non en *goulus*... Quand l'instant suprême viendra pour vous inonder de sa flamme divine, donnez un coup énergique, faites pénétrer votre *Dkeur* aussi avant que possible, et lancez votre sperme en prononçant la formule sacrée. »

Quels admirables préceptes ! et quelle vérité s'en dégage ! Voyez encore les conseils que donne le livre des lois secrètes aux femmes musulmanes et qu'il serait beau de voir suivre par les Européennes.

— N'oubliez pas, ô femmes ! que l'homme est le laboureur, celui qui fouille la terre, la travaille et l'ensemence. N'est-ce pas de ses œuvres que surgissent les parures qui augmentent votre beauté ? N'est-ce pas de la force de ses bras que résulte la protection qui s'étend sur vous, sur vos enfants, sur vos servantes et sur votre logis ? N'est-ce pas de son *Dkeur* que découlent vos plus douces, vos plus ardentes félicités ? Si vos embrassements sont trop rapides pour porter la jouissance dans vos sens, insuffisamment tendus, et que vous ne puissiez répondre à ses transports et augmenter sa propre jouissance et la vôtre, faites du moins votre possible pour lui faire croire à cette jouissance.

Dieu qui voit tout et est très miséricordieux, vous pardonnera cette ruse innocente.

Le Livre des lois secrètes enseigne encore *les secrets pour se faire aimer*, entre autres il recommande « la conjuration par le sang. »

— Le désir de coïter avec la personne qui a su agir sur le sang est une suggestion. Pour l'obtenir voici comment il faut opérer :

L'homme doit envoyer à la femme dont il veut être aimé, mais qui résiste à son désir, toutes ses volontés dans l'expression de ses yeux, et, tout en fixant ceux de la femme, se faire sur le bras gauche des entailles suffisantes pour faire couler le sang. Si la voix peut être entendue de l'aimée, il prononcera ces paroles pendant que le sang jaillira :

« Il n'y a de Dieu que Dieu! Et aussi sûr qu'il en est ainsi, tout mon sang s'écoulera avant que s'éloigne mon ardeur de te posséder. »

Cette marque de volonté amoureuse donnée à la femme, même de loin, influencera tellement son imagination que cette dernière deviendra un avocat habile et plaidera sans cesse la cause de l'amoureux.

Or, quand l'imagination d'une femme est fortement surexcitée, elle produit dans ses organes une telle irritation que ces derniers finissent presque toujours par devenir les maîtres du logis et lui font faire ce qu'ils veulent. Le procédé pour s'adresser à l'imagination de la femme consiste à l'influencer par le regard, à la fasciner et à lui commander mentalement ou par la parole, de vous aimer et d'être à vous.

Le chant et la musique sont également un puissant moyen de conjuration intellectuelle ; mais, ce qu'il faut, avant tout et toujours, c'est frapper vivement l'imagination de la femme dont on veut être aimé.

Faire vibrer son cerveau sous une hantise incessante bonne ou mauvaise de votre volonté, tout est là !

Veut-on savoir ce que pense le musulman de la monogamie ? Voici ce que dit le *Livre de la loi secrète :*

— Elle est contraire à la loi de Dieu :

1° Parce qu'elle pousse à l'adultère par la sa-

tiété, par la monotonie, par le peu d'égards que
la femme a pour son époux qui devient trop
souvent son esclave;

2° Parce qu'elle engendre les folies ithyphal-
liques, à peu près dans les mêmes termes que
la continence absolue et qu'elle est contraire aux
lois de la nature qui a créé tous les mâles poly-
games; exemples : le coq, le cheval, le chien, le
taureau, etc., etc.

— Avec la polygamie, vous n'avez pas besoin
d'aller chercher hors du logis ce que vous y
avez. Trouvant chez vous toutes les jouissances,
celles de la vue, de l'ouïe, de l'esprit, et des sensations corporelles, qu'aurez-vous besoin d'aller
ailleurs?

— Avec la monogamie, à part quelques excep-
tions des plus honorables, vous êtes assurés
de tomber dans l'adultère et, de celui-ci, dans
l'onanisme buccal et, plus tard, dans la pédérastie; car les vices vont par troupes, comme
les malheurs, et s'engendrent les uns les autres.

— Si, croyant avoir pris pour femme une
vierge, vous constatez qu'il n'en est pas ainsi,

vous faudra-t-il subir en silence votre honte et garder pour vous l'impudique déflorée? Si tout en réunissant les qualités physiques que vous aimez et qui répondent aux exigences de votre épiderme, celle que vous aurez épousée se trouve moralement en opposition formelle avec vos goûts, vos idées et vos sentiments, vous faudra-t-il vivre constamment dans une complète desharmonie intellectuelle? C'est pourtant ce que les époux sont obligés de faire s'ils veulent rester honnêtes dans la monogamie.

— Avec la monogamie vous ne savez jamais où vous allez et rien ne vous assure qu'en prenant une jeune fille ou une veuve, ce n'est pas le diable que vous introduisez dans votre maison.

XV

L'Amour secret chez les Hindous

Bien avant les Grecs et les Romains, les Asiatiques avaient exposé leurs théories sur l'amour secret; dans les règles de l'amour de *Vatsyayana*[1] les Brachmanes ont étudié et fait la nomenclature des *Baisers*, des *Etreintes*, des *Postures*, des *Jouissances*.

En voici les pricipaux passages :

On baise le front, les yeux, la gorge, la poitrine, les seins et la bonche. Il y en a aussi qui baisent les femmes aux aines, sous les bras et sur le nombril.

Les Etreintes sont de quatre sortes :

1. *Kama Soutra*. Traduction Lamairesse.

La première a lieu par le simple contact de l'homme et de la femme placés à côté ou en face l'un de l'autre, c'est le toucher.

La seconde, lorsqu'une femme se penche vers le sol et pénètre, en quelque sorte, de ses seins, l'homme qui, à son tour la saisit et la presse ; c'est la pénétration.

La troisième, c'est-à-dire, quand deux personnes se promènent la nuit, frottant leurs corps l'un contre l'autre. C'est le frottement.

La quatrième consiste dans cette circonstance que l'un des amants presse fortement le corps de l'autre contre un mur ou un arbre ; c'est la pression.

Il y a encore les embrassements suivants :

Celui du lierre, celui du grimpeur, celui du mélange des graines, celui du lait et de l'eau.

1° La femme s'unit à l'homme comme le lierre à l'arbre, elle penche la tête et dit : *sut*, *sut* et le regarde amoureusement.

2° La femme met un pied sur la cuisse de l'homme, elle passe un bras autour de ses reins et l'autre sur ses épaules, elle roucoule doucement et fait ainsi simulacre de grimper.

3° Les amants couchés s'étreignent si étroitement que les cuisses et les bras ne font qu'un mélange.

4° Oubliant tout dans leurs transports, l'homme et la femme se pénètrent si intimement qu'ils ne font plus qu'une même chair, soit que l'homme tienne la femme assise sur ses genoux, ou de côté, en face ou bien sur le lit.

Dans l'union sexuelle, la femme doit observer trois degrés :

1° L'union supérieure où elle doit se placer de manière à ouvrir son yoni.

2° L'union égale; elle se couchera sur le dos et laissera l'homme lui faire un collier de son bras.

3° L'union inférieure, où elle se placera de façon à rétrécir le yoni.

Les postures sont les suivantes :

Pleinement ouverte. — La femme tient sa tête très basse de manière à élever le milieu du corps; l'homme doit alors appliquer sur son linga ou sur le yoni, de la salive ou quelque onguent pour faciliter l'intromission.

Brillante. — La femme lève les cuisses et les écarte.

Bouclante. — L'homme et la femme étant couchés, ont leurs jambes étendues et appliquées directement, celles de l'un sur celles de l'autre.

Pression. — Après que la connexion a eu lieu dans la position bouclante, la femme serre son amant avec ses cuisses.

Entrelacée. — La femme croise, avec l'une de ses cuisses, celle de l'homme.

Cavale. — La femme serre comme dans un étau le linga engagé dans son yoni.

Montante. — La femme lève ses jambes toutes droites.

Bâillante. — La femme place ses deux jambes sur les épaules de l'homme.

Serrée. — L'homme serre contre lui les deux pieds croisés et relevés de la femme. La femme met un pied sur l'épaule de l'homme et étend l'autre jambe de côté, puis elle prend une position semblable du côté opposé et continue ainsi alternativement.

Clou. — Une des jambes de la femme est sur la tête et l'autre est étendue de côté.

Crabe. — Les deux pieds de la femme sont tirés et placés sur son estomac.

Paquet. — La femme lève et croise ses cuisses.

Lotus. — La femme croise ses jambes l'une sur l'autre en tenant les cuisses écartées.

Tournante. — L'homme tourne autour de la femme sans se détacher d'elle ni interrompre l'acte, tandis que la femme tient son corps embrassé.

Vache. — Quand la femme se tient sur ses mains comme un quadrupède et que son amant la monte comme un taureau. Cette position a l'avantage de permettre toutes sortes de mignardises. L'homme peut ainsi saisir avec la main droite les seins et avec la main gauche titiller le clitoris, tandis qu'il met son linga dans le yoni, ce qui double la volupté de la femme.

Appuyée. — C'est lorsque l'homme et la femme s'unissent debout appuyés l'un contre l'autre.

Suspension. — Quand l'homme adossé à un

mur soulève la femme sur ses mains jointes et entre ses bras ; tandis que celle-ci, les bras entrelacés autour du cou, l'embrasse avec ses cuisses vers le milieu du corps et s'imprime à elle-même un mouvement à l'aide de ses pieds, qui touchent le mur auquel l'homme est appuyé.

Double. — Quand un homme caresse deux femmes dans le même moment. Elle peut se faire, lorsque deux femmes se tiennent horizontalement sur le bord du lit, l'une sur l'autre, face à face, comme deux amants, et les jambes en dehors du lit ; le linga passe alternativement d'un yoni dans l'autre par des coups successifs, les uns à l'endroit, les autres à l'envers.

Multiple. — Cette position peut varier : Plusieurs hommes jouissent d'une femme qui peut être l'épouse de l'un d'eux. La femme est étendue sur l'un d'eux, un autre consomme l'hyménée du yoni et du linga, un troisième se sert de sa bouche, un quatrième embrasse étroitement le milieu de son corps et ils continuent de cette manière en jouissant alternativement des différentes parties de son corps.

L'inverse peut se faire par plusieurs femmes sur un seul homme.

Corneille. — C'est lorsque l'homme caresse le yoni des femmes et y fait les mêmes actes que dans les baisers de la bouche. La femme est renversée, la tête en bas, vers les pieds de l'homme; celui-ci caresse le yoni avec sa bouche et sa langue.

Les pinces. — C'est le rôle actif de la femme lorsque l'homme est fatigué. Elle tient le lingua dons son yoni, le fait pénétrer par une sorte d'aspiration répétée, le serre et le garde ainsi longtemps.

Le pivot. — Pendant la connexion, la femme tourne autour de l'homme comme une roue horizontale autour d'un axe vertical.

Balancement. — L'homme soulève le milieu de son corps et la femme imprime au milieu du sien et aux organes engagés ensemble un mouvement oscillatoire et tournant.

Enfin l'homme ingénieux multiplie les modes d'union en imitant les animaux; ces différentes manières, s'inspirant du goût de chaque individu, ont le don d'inspirer aux femmes l'*amour*, l'*amitié* et le *respect*.

Les unions sexuelles sont de sept sortes :

1° *Sympathie, goût naturel.* — **La femme dit non et éloigne les caresses mollement; les désirs naissent ensuite sans que la pudeur tombe, la résistance s'amollit et la fermeté disparaît; la femme éprouve le secret désir amoureux. Enfin elle s'abandonne et goûte le bonheur ineffable qui crispe ses membres.**

2° *Union et amour ardent.* — **Les deux individus s'aiment déjà, mais sans avoir pu se réunir, ou bien se réconcilient après querelles : alors ils s'unissent et se satisfont mutuellement.**

3° *Amour futur.* — **C'est l'amour naissant.**

4° *Amour artificiel.* — **L'amant ne pratique l'acte que par des excitations accessoires, ou bien les deux amants copulent sans amour. C'est ici le cas d'employer tous les moyens enseignés.**

5° *Amour par transmission.* — **Pendant le coït, l'homme ou la femme pensent à une autre personne aimée réellement.**

6° *Union inférieure*. — C'est le coït pratiqué avec une domestique, il dure juste le temps nécessaire pour éteindre le désir de l'homme sans accessoires préliminaires.

7° *Union trompeuse*. — C'est l'amour entre paysan et courtisane ou entre paysanne et homme de condition; c'est l'acte brutal; à moins toutefois que la femme soit belle.

Attitude de l'homme au lit.

Lorsque la femme est couchée et comme absorbée par la conversation, l'homme défait son vêtement inférieur, et si elle se fâche, il lui ferme la bouche par des baisers.

Lorsque son linga est en érection, il la touche avec les mains en plusieurs endroits.

Si la femme est timide et qu'elle soit couchée pour la première fois avec lui, il placera sa main entre ses cuisses qu'elle serrera instinctivement.

Si c'est une très jeune personne, il mettra les mains sur ses seins, sous les aisselles ou sur le cou.

Si c'est une femme avancée en âge, il fera tout ce qui conviendra à l'occasion.

Il lui prendra la chevelure et le menton pour les baiser.

Quelque chose que l'homme fasse pour son plaisir, il doit toujours presser la partie du corps de la femme vers laquelle elle tourne les yeux.

Les signes de la jouissance chez la femme consistent en ceci :

Son corps se détend, ses yeux se ferment, elle perd toute timidité, fait effort pour que les deux organes soient unis aussi étroitement que possible.

Si elle n'éprouve rien, elle frappe sur le lit avec ses mains, ne laisse point l'homme avancer, elle mord, donne des coups de pieds et continue son mouvement quand l'homme a fini.

Alors l'homme doit frotter en l'ébranlant, le yoni de la femme avec sa main jusqu'à ce qu'il soit humide et ensuite y introduire son linga. Il reprend avec la main le même mouvement après sa jouissance si celle de la femme ne s'est pas encore produite.

Sous le nom d'*Apadraryos*, les règles de l'amour hindou indiquent les moyens de rendre le linga proportionné au yoni et de faciliter ainsi le spasme chez la femme.

Il y a six sortes de moyens :

1° *L'anneau* de la longueur du linga au-dessous de sa tête, et dont la surface extérieure doit être garnie d'aspérités, de manière à opérer un frottement doux, sans user ;

2° *Le couple* formé de deux anneaux ;

3° *Le bracelet*, ou plusieurs anneaux ayant ensemble la longueur du linga ;

4° *La spirale*, qui consiste à enrouler autour du linga un fil de laiton aux tours très rapprochés ;

5° *Le jalaka*, ou tube métallique ouvert à ses deux extrémités ou un roseau amolli par de l'huile. Ces tubes s'attachent à la ceinture par des cordons, ils peuvent servir à loger le linga, comme aussi servir à sa place !

XVI

Quelques considérations
sur les conjonctions

Luisa Singea, la grande doctoresse en matière
de poses érotiques, cite dans ses dialogues beaucoup d'exemples, parmi lesquels quelques-uns
de particulièrement intéressants :

La position debout. — La femme tournant le dos est, dit Forberg[1], la plus fré-
quente des conjonctions; on peut, en effet,
l'exécuter très facilement en quelque endroit
que l'on se trouve, puisqu'il suffit de relever la

1. Forberg, *Manuel d'Erotologie classique* (Figuræ
Veneris).

jupe de la bonne amie ; elle est donc on ne peut mieux appropriée aux nécessités de ceux qui ont à profiter instantanément de l'occasion, dans le cas où il importe d'aller vite.

L'homme peut aussi, étant debout, avoir commerce avec la femme placée de face et qu'il supporte de telle sorte que le corps entier de celle-ci soit soulevé, ses cuisses reposant sur les reins de l'homme au lieu qu'il n'y ait de soulevé que la partie inférieure du corps, la partie supérieure restant couchée.

La conjonction de l'homme se penchant sur la femme *couchée à la renverse* est la plus ordinaire. « Pour moi, dit Luisa Singea, le commun usage est la méthode ordinaire quand l'homme s'allonge sur la femme couchée. Quoi de plus doux en effet que de se représenter à l'esprit la femme couchée sur le dos, suppor- tant le poids gracieux du corps adoré et l'exci- tant aux tendres transports d'une incessante, mais voluptueuse lascivité ! Quoi de plus agréable que de se repaître du visage de son amant, de ses baisers, de ses soupirs, des flammes de ses yeux égarés ! Quoi de meilleur que de réchauffer ses amours dans ses bras, de partager ses sensations que ni l'âge, ni aucune incommodité n'émoussent! Quoi de mieux que le moment où l'on expire de volupté, que de revivre sous le baume vivifiant des baisers enflammés? Celui qui chôme Vénus à l'envers ne satisfait qu'un de ses sens, celui qui la chôme à l'endroit les satisfait tous ».

Une autre description plus poétique est prise dans l'*Analecta de Brünck.*

Quand je renversai sur le lit Doris aux fesses rosées,
En mes membres pleins de force je me sentis immortel,
Entrelaçant ses pieds mignons au-dessus de mes reins,
Elle accomplit sans dévier le tour du stade de Cypris.

Forberg, dans *le Manuel d'Erotologie classique,* dit qu'il ne déplaît pas à ceux-là même qui sont dans la vigueur de l'âge et aptes à caresser les filles, d'avoir des maîtresses dont les mains ne restent pas inactives et dont les doigts sachent ce qu'ils ont à faire en ces régions où occultement l'amour enfonce ses flèches.

Autrefois, on allait loin, plus loin, on avait

recours à la main officieuse d'une femme experte en l'art, qui vous pressait doucement les organes et vous caressait les fesses.

Dans le *Satyricon*, Pétrone [1] conseille à certaines jeunes filles de prendre la posture qui se pratique, l'homme étant sur le dos, la femme dessus le *dos tourné*.

« Eumolpe ne différa point d'inviter la jeune fille aux mystères pygiaques; mais il la supplia de s'asseoir sur sa bonté connue d'elle (c'est-à-dire sur lui-même) et donna l'ordre à Corax de se mettre à plat ventre sous le lit où ils étaient de façon que, les mains appuyées par terre il aidât de ses mouvements ceux de son maître. Corax obéit, imprimant d'abord de lentes ondulations, auxquelles répondaient celles de la jeune fille. Quand la chose fut prête d'arriver au résultat voulu, Eumolpe exhorta Corax, d'une voix sonore, à presser le mouvement. Ainsi placé entre le serviteur et la petite amie, le vieillard jouissait comme d'une oscillation de balançoire ».

1. *Satyricon*, Ouvrages latins-français. Edition Panckouke, Paris.

Luisa Singea raconte une singulière vengeance d'un jeune homme sur une tribade.

« Enemunda, sœur de Fernando Porcio, était d'une grande beauté, elle avait pour amie Francisca Bellina; d'une beauté non moindre. Elles ne savaient entre elles qui des deux aimait ou était aimée davantage. Fréquemment elles couchaient ensemble dans la maison de Fernando; celui-ci tendait à Francisca de ces secrètes embûches auxquelles se plaît Vénus; la belle enfant se savait désirée et s'en enorgueillissait. Le jeune homme exaspéré de désirs était sorti du lit vers le lever de l'aurore, il mitigeait sa flamme en respirant la fraîcheur de l'air, sur le balcon. Dans la chambre voisine le lit de sa sœur craquait, ébranlé par de vives secousses. La porte cependant était restée ouverte par quelque négligence. Il entre, elles ne le voient pas, aveuglées et ivres de luxure. Francisca chevauchait Enemunda, nue à nue elle la poussait au galop.

« — Les plus nobles et les plus lascives mentules, disait Francisca, recherchent mon pucelage. Je veux ainsi satisfaire à tes goûts et aux miens, je choisirai la plus belle, amie, mais pour toi.

« Tout en parlant elle la secouait vigoureusement.

« Fernando se jette tout nu dans le lit, les jeunes filles épouvantées n'osent fuir, il enchaîne de ses étreintes Francisca épuisée de sa course, il la baise. — Oses-tu donc, scélérate, s'écrie-t-il, violer ma sœur si pure, si chaste? Tu vas me le payer, je vengerai l'injure faite à ma maison, supporte mes fureurs, comme elle a supporté les tiennes.

« — Mon frère, mon frère, répond Enemunda, pardonne à deux amantes, ne nous livre pas à l'opprobe. — Personne n'en saura rien, réplique-t-il, que Francisca me fasse cadeau de son petit bijou, et moi je lui ferai cadeau de mon silence ! »

XVII

Littérature amoureuse

Tous les peuples ont chanté l'amour sur tous les tons, les louanges de la beauté et ses perfidies, les défauts et les qualités de la femme, les plaisirs des sens et ceux de l'esprit. Nous avons fait un choix de quelques-uns de ces morceaux de littérature se rapportant plus particulièrement à ce que nous avons traité dans ce volume.

REPROCHES (Ovide, les *Amours*)[1].

Non, je ne te défends pas quelques fai-

1. Bibliothèque latine-française, Œuvres d'Ovide, édition Panckouke.

blesses, puisque tu es belle ; il est un lieu fait pour la débauche ; là, ne rougis point de te dépouiller de ta tunique légère qui voile tes charmes, et de soutenir sur ta cuisse celle de ton amant ; là, qu'il glisse entre tes lèvres roses, sa langue jusqu'au fond de ta bouche et que l'amour varie en mille manières les jeux de Vénus. Là, n'épargne ni les douces paroles, ni les caresses provocantes et fais trembler ta couche par des mouvements lascifs. Mais fais au moins que je l'ignore, que je ne voie pas tes cheveux en désordre et la trace d'une dent marquée sur ton cou !

Si je venais à te surprendre nue dans les bras d'un autre, je croirais plutôt ta bouche que mes yeux.

Visite de Corine a Ovide [1].

Vers midi, lorsque j'étais sur mon lit pour me reposer dans un demi-jour mystérieux, Corine entra dans ma chambre, la tunique relevée, les cheveux tombant sur sa gorge nue, plus

1. Œuvres d'Ovide. Edition Panckouke.

blanche que la neige, semblable à la charmante Laïs quand elle recevait son amant.

Je lui ôtai d'abord sa tunique dont le tissu transparent était à peine un obstacle.

Elle faisait quelque résistance à paraître nue, mais on voyait bien qu'elle ne voulait pas vaincre.

Quand elle fut devant moi sans vêtements, je ne vis pas une tache sur tout son corps. O quelles épaules! quels bras j'eus le plaisir de voir et de toucher? que sa gorge était faite à souhait! quelle peau douce et unie! quelle taille superbe et quelles cuisses fermes!

Mais pourquoi entrer dans ces détails? Je n'ai vu que des choses parfaites et il n'y a point de voile entre ce beau corps et le mien.

Le reste est facile à deviner; enfin après une fatigue mutuelle nous reposâmes tous deux.

Une nuit de Cynthie donnée a Properce[1].

O nuit fortunée! Que de mots échangés à la

1. Properce. Œuvres complètes. Edition Panckouke

clarté de la lampe! et la lumière éteinte quels ébats!

Tantôt elle lutte contre moi, le sein décou-vert ; tantôt, à mon ardeur, elle opposait sa tu-nique, puis quand le sommeil eut vaincu mes paupières, c'est elle qui me réveilla en les pres-sant de ses lèvres :

« Est-ce donc ainsi, dit-elle, que l'on dort nonchalamment. »

Comme nos bras s'enlaçaient en mille nœuds divers! mais l'obscurité nuit aux jeux de l'amour. Les yeux sont les guides de nos trans-ports.

Cesse de voiler tes attraits sur ta couche, au lieu de déchirer ce lin odieux, que mes yeux se rassasient tandis que les destins le permettent ; vivant ou mort, c'est à toi que j'appartiens tou-jours.

Si tu m'accordes encore de semblables nuits, une année sera pour moi plus qu'une vie.

Prodigue-moi ces nuits, et je deviendrai immortel dans tes bras ; une seule nuit de toi, peut, du dernier des hommes, faire un dieu.

DESCRIPTION DE LUTTE AMOUREUSE (Lucien).

Nue et droite Polastra commande :

Frotte toi d'huile, embrasse ton adversaire, renverse-le d'un croc-en-jambe, tiens-le sous toi, glisse ; un écart, qu'on se fende, serre bien, prépare ton arme en avant, frappe, blesse, pénètre jusqu'à ce que tu sois las. De la force dans les reins ! Allonge maintenant ton arme pousse-la par en bas ; de la vigueur ; vise au mur, frappe. Dès que tu te sens mollir, vite un dégagement et une étreinte ; tiens ferme pas tant de précipitation ; un temps d'arrêt ; allons ! au but ! te voilà quitte !

Une pose maintenant, dit Polastra, la lutte à genoux ; et elle tombe sur ses genoux au milieu du lit.

Te voilà au milieu, beau lutteur ! serre ton adversaire comme un nœud, penche-toi ensuite et fonds sur lui avec ton trait acéré, saisis-le de près et ne laisse aucun intervalle entre

1. Bibliothèque latine-française. Œuvres de Lucien. Edition Panckouke.

vous; s'il commence à lâcher prise, enlève-le
sans perdre un instant, tiens-le en l'air, frappe-
le en dessous et ne recule pas sans en avoir
reçu l'ordre, fais-le coucher, contiens-le, donne-
lui de nouveau un croc-en-jambe afin qu'il ne
t'échappe pas; tiens-le bien et presse ton mouvement, le voilà terrassé, il est tout en nage !

LYDIE (Martial) [1].

Lydie est aussi large que le derrière d'un
cheval de bronze, qu'un vieux soulier tombé
dans la boue, qu'un matelas vide de sa laine.

On dit que j'ai besogné Lydie dans une piscine d'eau de mer ; c'est bien plutôt une piscine
que jai besogné !

LYCORIS (Cornélius Gallus) [2].

Ma Lycoris ne sera pas séduite par un
frais visage de jeune homme, ni par des pré-
sents, l'autorité d'un père et les ordres rigou-

1. *Epigrammes de Martial.* Edition Panckouke.
2. *Epigrammes des poètes latins.* Edition Panckouke.

reux d'une mère la solliciteront en vain de m'oublier, son cœur reste inébranlable dans son amour !

Que m'importe à moi la guerre ! qu'ils combattent ceux qui cherchent dans les travaux de Mars des richesses et des conquêtes ; quant à nous, nous livrons des combats avec d'autres armes : c'est l'amour qui sonne le clairon et qui donne le signal de la mêlée, et moi si je ne combats en brave depuis le lever du soleil, jusqu'au coucher, que Vénus me traite comme un lâche, en m'arrachant mes armes ! Mais si mes vœux s'accomplissent et si les choses tournent à mon honneur, que la femme qui m'est chère soit le prix de mon triomphe et que je la presse sur mon sein, que je la couvre de baisers, tant que je me sens la force d'aimer et que je n'en aie pas honte ! Alors que des vins généreux, mêlés de nard et de roses, viennent enflammer mon ardeur ! Que ma chevelure, couronnée de fleurs, soit arrosée de parfums ! Certes, je ne rougirais pas de dormir dans les bras de ma maîtresse et de ne sortir qu'au milieu du jour !

A Lydie (Gallus)[1].

Montre, jeune fille, montre tes cheveux blonds qui brillent comme de l'or pur; montre, jeune fille, ton cou blanc qui s'élève avec grâce sur tes blanches épaules; montre, jeune fille, tes yeux étoilés sous l'arc de tes sourcils noirs ; montre jeune fille, ces joues roses, où éclate parfois la pourpre de Tyr, tends-moi tes lèvres, tes lèvres de corail; donne-moi de doux baisers de Colombe! Ah! tu suces une partie de mon âme enivrée, et tes baisers me pénètrent au fond du cœur! N'aspires-tu pas mon sang et ma vie?

Cache ces pommes d'amour, cache ces boutons qui distillent le lait sous ma main! Ta gorge découverte exhale une odeur de myrrhe ; il n'y a que délices en toute ta personne! Cache donc ce sein qui me tue par sa splendeur de neige et par sa beauté! Cruelle, ne vois-tu pas que je me pâme ?... Je suis à moitié mort et tu m'abandonnes.

1. Panckouke. Bibliothèque latine-française.

L'ANE (métamorphose de Lucien) [1].

C'est l'histoire fabuleuse d'un homme changé
en âne et qui ne peut recouvrer sa première
forme qu'en mangeant des feuilles de roses.
Lucien se représente changé en âne et raconte
la singulière aventure qui suit :

« ... Mangeant quasi tout le jour et sou-
pant chaque soir à table avec la meilleure com-
pagnie, je ne pouvais manquer d'engraisser,
comme je fis, et pris bientôt un embonpoint
merveilleux; dont advint qu'une dame étrangère fort riche, de figure agréable, pour
m'avoir une fois vu dîner, me trouvant le plus
bel âne du monde, s'éprit pour moi de tel
amour (touchée aussi, comme je crois, de ma
gloire et de mes talents) qu'elle en perdit le
repos et, délibérée à tout prix de satisfaire une
passion, vint trouver mon gouverneur, lui
offrant tout ce qu'il voudrait, moyennant qu'elle
pût passer avec moi une nuit. Lui, sans autre-

1. *L'âne d'or*. Lucien. Edition Panckouke.

ment se soucier de ce qu'elle pourrait faire de moi, demanda tant. Marché fut fait et le soir même, revenant de souper avec le maître, nous la trouvâmes qui m'attendait. On avait apporté pour elle, force matelas et coussins, mols et parfumés, des couvertures et des tapis, dont on nous fit un lit à terre : après quoi tous les gens sortirent et se couchèrent comme ils purent devant la porte de la chambre.

Elle, restée seule avec moi, d'abord alluma une grande lampe dont la lueur éclairait partout. Puis, debout près de cette lampe, s'étant dépouillée toute nue, elle prit de l'essence d'une certaine fiole, s'en oignit, et à moi aussi me parfuma le corps et le museau tout d'une suave odeur; puis elle se mit à me caresser de telle façon que si j'eusse été son amant. Enfin me prenant par ma longe, elle m'entraîne sur le lit. Je n'avais nulle envie de me faire prier, la voyant belle de tout point, avec ça que la bonne chère et le vin vieux que je venais d'ingurgiter me rendaient assez dispos à la satisfaire. Mais je ne savais comment m'y prendre, n'ayant touché femelle depuis ma métamorphose! Une chose encore me troublait, j'avais peur de la blesser, voire même de la tuer, ce qui eût été pour moi une fâcheuse affaire. Il ne me semblait pas que, fait comme j'étais, femme si gente et si délicate pût me recevoir sans mourir !

Mais l'expérience me fit voir que je m'abusais, car emportée par ses désirs, elle s'étendit sur moi, et de ses bras me tirant à soi et se soulevant le corps, me mit dedans tout entier. Moi, pauvre, je craignais encore et me retirais bellement pour la ménager. Mais tant que je reculais, tant plus me serrait et s'enferrait de tout ce que je lui dérobais ; à la fin donc, pour lui complaire (ainsi que je pensais valoir bien, tout âne que j'étais, l'amant de Pasiphaé qui se faisait enfiler par un taureau), la voulant servir à gré, je fus ébahi de me trouver petitement outillé pour la demoiselle, et reconnus que j'avais eu tort d'y faire tant de façons. J'eus assez à faire toute la nuit à la contenter, tant elle était amoureuse et infatigable au déduit.

Sitôt qu'il fit jour, elle se leva et partit, étant

convenus du même prix, pour toutes les autres nuits.

Mon gouverneur, par ce moyen, s'enrichissait, et un jour ainsi que j'étais enfermé avec cette dame, voulant faire sa cour au maître, il va lui dire qu'il avait quelque chose à lui montrer, un tour de plaisant exercice qu'il m'avait appris, disait-il, et l'amène sans bruit à la porte, d'où, par une fente, il nous voit moi et ma belle couchés ensemble; cela lui parut singulier et pensa d'en tirer parti pour réjouir ses amis et les régaler de ce spectacle.

Il fit défense à ses gens d'en parler afin que nous puissions, dit-il, au jour de la fête, le produire sur le théâtre avec quelque femme condamnée et qu'il la caresse aux yeux de toute l'assemblée qui en verra l'ébatement.

Peu après, on m'amène une femme condamnée aux bêtes, à laquelle on dit de me parler et de me toucher, pour d'abord nous accoutumer l'un à l'autre et, finalement venu, le jour de magnificence de mon maître, ils délibérèrent et conclurent de me faire paraître au théâtre de cette façon.

Il y avait un grand lit d'écaille de tortue de l'Inde, tout incrusté d'or, sur lequel on me fit monter et me coucher, la femme avec moi, et puis on nous plaça, âne, femme et lit, sur une machine qui, à force d'engins et de poulies, en moins de rien, nous transporta au beau milieu de l'assemblée. Ce ne fut qu'un cri, quand je parus et des applaudissements sans fin et bientôt nous fûmes servis de tout ce dont gens délicats sont accoutumés de dîner; valets de tous côtés, écuyers pour nous verser à boire dans des coupes d'or fin. D'abord mon gouverneur qui était là, me commanda de manger; mais moi, je n'en voulais rien faire de honte. Comme j'en étais là, quelqu'un passa portant des couronnes et des guirlandes de toutes sortes de fleurs, et surtout des roses fraîches; ce que je ne vis pas plutôt que je me jetai hors du lit. On crut que j'allais danser, mais m'approchant de ces fleurs je me mis à les brouter à mesure; lorsque, aux yeux des assistants qui me regardaient étonnés, ma forme disparaît peu à peu, si bien qu'il n'y avait plus d'âne, mais à sa place Lucien, nu comme quand il vint au monde.

Avant de partir, je voulus visiter cette dame qui m'avait tant aimé lorsque j'étais âne, pensant qu'elle m'aimerait davantage encore.

J'allais donc chez elle, et elle fut bien aise de me voir, prenant plaisir à la bizarrerie de l'aventure.

Elle me convie à souper avec elle et passer la nuit, ce à quoi volontiers je consentis, ne voulant pas faire le fier, ni méconnaître mes amis du temps que j'étais pauvre bête.

Je soupe le soir, parfumé, couronné de cette chère fleur qui auprès des Dieux m'avait fait homme. Le repas fini, quand il fut l'heure de dormir, je me lève, me déshabille et me présente triomphant.

Mais quand elle me vit tout homme de la tête aux pieds, et que je n'avais plus rien de l'âne : « Va-t-en, va, dit-elle, crachant sur moi, dépitée, sors de ma maison, misérable, que je ne t'en fasse chasser. Va coucher où tu voudras ». Et moi, tout étonné, demandant ce que j'avais fait : « Non, tu ne fus jamais, dit-elle, l'ânon que j'aimais d'amour, avec qui j'ai passé tant de douces nuits ; ou si c'est toi, que n'as-tu gardé du moins, telles enseignes à quoi je puisse te reconnaître? C'est bien la peine de changer pour te réduire à ce point, et le beau profit pour moi d'avoir un pareil magot, au lieu de ce tout plaisant et caressant animal? » Cela dit, elle appelle ses gens qui m'emportent, l'un par les pieds, l'autre par les épaules, et me laissent au milieu de la rue, tout nu, tout parfumé, fleuri et galant, qui ne m'attendais guère à coucher cette nuit sur la dure ».

Angélique et l'ermite (l'Arioste)

(Traduction littérale).

La plage l'a reçue comme une épave nue, gisante
   sur le dos, évanouie à la merci des oiseaux
   de proie.
Le vieil Ermite l'étreint, l'embrasse à plaisir,
Il lui baise tantôt les seins, tantôt la bouche,
Car personne ne le voit dans ce lieu sauvage
                    [et désert.
Mais son coursier trébuche à la rencontre,
Son cerveau est en feu, mais son corps est de
                    [glace,

Et son dépit ajoute encore à son impuissance.
Il a beau faire tous ses efforts, tenter tous les
[essais,
Sa rosse fourbue ne veut point se lever;
En vain, il secoue le frein et la tourmente de la
[main
Il ne parvient point à lui faire tenir la tête haute.
Enfin, à bout d'efforts, il s'étend près de la belle.

La Néphélocongie [1] (en 1559).

Genin et Cornard se rencontrent et vont à
la recherche du pays des cocus. Pour y parvenir
il faut, dit l'un, marcher droit devant. Hélas!
répond l'autre :

Si nous eussions, malheureux et infirmes,
Cheminé droit sur le corps de nos femmes
Ayant le manche et l'outil toujours prompt,
Nous n'aurions pas deux cornes sur le front

1. Dufour. *Histoire de la prostitution*, littérature du
temps.

Ensuite Cornard se raille du Dieu Priape :

Il est aimé toutefois des pucelles,
Non pas pour lui, ainsi pour le profit d'elles ;
Car en sa hanche il a deux grands témoins,
Qui sont plus gros que pilons pour le moins,
Et un beau manche assez roide et qui pousse
D'où roidement sa puissante secousse,
Gentil, nerveux, bien nourry, bien charnu,
Et par sus tout, le plus brave tenu.

CHASTETÉ REPENTIE (Valletrye) 1602 [1].

— Diane renonce à la chasteté :

« Car on me pensera tout vierge aussi bien,
Comme si je l'étais, quand on n'en saura rien. »

— L'Amour conseille aux femmes de suivre
cet exemple :

« Faites de votre honneur comme elle fait du
[sien
Qui toujours est entier, mais qu'on n'en sache
[rien ;

1. Dufour.

Et par elle apprenez que les plus fines dames
De pareilles douceurs entretiennent leurs âmes
Dedans leurs cabinets, et que bien sottes sont
Les filles d'aujourd'hui qui comme elles ne
[font! »

DESCRIPTIONS (Bernier de la Brousse)[1].

D'un costé, la bordure,
Au vif découvroit la figure,
D'une belle nymphe à l'envers,
Qui dormait sous les chênes verts;
La cotte en rond estoit troussée,
Et sur ses genoux repoussée
Des doux zéphirs amoureux,
Qui de leurs souffles doucoureux,
Soulevant sa molle chemise,
Presque sous les yeux l'avaient mise,
Mais au bout, je ne scay quoi noir,
Non pour estre emmusé d'espines;
Mais de deux colonnes marbrines;
Attiroit à soy maints amours,

1. *Les poètes du moyen âge.*

Faisant près d'elle mille tours,
Pour armer d'armes et de sagettes,
Garder ce fort sur les herbettes.
Un peu plus haut, son sein ouvert
Révéloit tout à découvert.
Un double mont de pur laitage :
Cupidon lave son plumage
Mignardement dedans ce lait
Du petit ruisseau sacrelet
Qui coule entre cette montagne :
Sa Vénus mère l'accompagne
Qui cueille le lis et les boutons,
Et les roses de ces tétons.

L'IMPUISSANCE DE SYLVAIN (Valletrye).

Charixème reproche aigrement à Sylvain de n'avoir jamais *empêché* son sommeil, celui-ci n'en disconvient pas :

« Mais, dit-il, en tapinois,
... Ma main, sans que cela vous pique,
Touche toutes les nuits votre bel instrument.

Charixène :

Vous pouvez l'appeler instrument de musique
Où vous n'avez joué que des doigts seulement!

CHARMES DE LA FEMME (du *Vatsyayana*)[1].

Son front est pâle, ses sourcils bien arqués
sont deux croissants.

Ses yeux bien bridés sont brillants, doux et
timides comme ceux de la gazelle ; aussi noires
que la nuit au fond de leurs orbites, les prunelles
étincellent comme des étoiles dans un ciel
sombre ; ses cils longs et soyeux donnent à son
regard une douceur qui fascine.

Son nez pareil au bouton de sézame est droit,
puis s'arrondit comme le bec d'un perroquet :

Ses lèvres voluptueuses sont roses comme un
bouton de fleur qui s'épanouit.

Ses dents blanches comme du jasmin d'Ara-
bie, ont l'éclat poli de l'ivoire ; quand elle sou-

1. *Kama Soutra.*

rit, elles se montrent comme un chapelet de perles montées sur corail.

Ses seins, souples et fermes, se dressent comme deux coupes d'or renversées et surmontées du bouton de la fleur du grenadier.

Son yadgana, pur et délicatement arrondi, laisse apercevoir un ombilic profond et luisant comme une baie mûre.

Trois plis gracieux s'accusent à sa taille comme une ceinture, au-dessus de ses hanches.

Comme le lotus épanoui à l'ombre d'une tendre motte d'herbe kuska, son yoni, petit, s'ouvre mytérieusement sous le pubis ombragé par un voile velu large de six pouces.

Sa semence d'amour est parfumée comme le lys qui vient d'éclore.

Ses cuisses rondes, fermes, potelées, ressemblent à la tige polie d'un bananier.

LES DÉLICES DE LA VOLUPTÉ [1].

(du Gita-Govinda).

... Pendant quelques instants les tressaillements voluptueux mirent obstacle aux embrassements étroits, le clignement des yeux aux regards que jettent les désirs sur le jeu d'amour, les débordements de la félicité au combat de l'art de Kâma; et ce merveilleux prélude à leur hyménée devint pour eux quelque chose de ravissant.

Enchaîné avec les bras de son amante, pressé par le poids des seins blessés par les ongles des doigts, déchiré dans la cavité de la lèvre inférieure par les dents, battu par le bord des hanches, courbant la tête sous les mains prises dans les cheveux, enivré par le miel qui distillait de la bouche, l'amant goûta une satisfaction sans égale; car c'était là, ô douceur ! la marche inverse de l'amour. Parce que, au commencement de cette lutte, où sont réunis

1. Gita Govinda. *Poésies de l'Inde* (Océan d'Amior).

tous les jeux de la volupté et qui porte le cachet de l'amour, le début fut heureux pour le triomphe de l'amant, bien que trop précipité et trop rapproché de la violence, il arriva que ses hanches cessèrent de se mouvoir, que la liane de ses bras se relâcha, sa poitrine devint haletante, ses yeux se fermèrent.

... Comment l'ambition de la virilité chez la femme pouvait-elle atteindre son but !

LES KURAL DE TIROUVALLOUVA[1]
(Amour et morale).

Destruction de la retenue.

L'amante. — La hache de l'amour brise la porte fermée par le verrou de la pudeur, qu'on nomme la retenue.

L'amour est impitoyable ; mon cœur, même au milieu de la nuit, est assujetti à son empire.

1. *Kama Soutra.*

Je veux cacher mon amour; malgré moi, hélas! il éclate ainsi qu'on éternuement.

Je veux me targuer de pudeur; hélas! mon amour transgressant le mystère, se manifeste ouvertement.

La suprême convenance de ne point courir après l'infidèle est inconnue à celles qui sont en proie au mal d'amour.

Le doux langage du fripon aux multiples perfidies, n'est-il point l'arme qui brise notre dignité de femme?

« Je résisterai à l'amour », dis-je en fuyant, et je me suis livrée, voyant que mon cœur volait au-devant de ses étreintes.

Peuvent-elles dire: « Je refuserai de m'unir à lui », celles dont le cœur est semblable au beurre jeté sur le feu?

La Bouderie

Ne fût-on point coupable, on éprouve une certaine volupté à voir se dérober les tendres épaules de l'amante divine.

Dans la bouderie, les vaincus sont les véritables vainqueurs, cela se voit évidemment à la possession.

Obtiendrions-nous, sans la bouderie, cet assaisonnement voluptueux de l'étreinte qui met nos fronts en sueur ?

Qu'elle boude donc, ma perle éclatante !

Que la nuit soit longue pour mes supplications !

La bouderie, c'est le bonheur de l'amour ; le bonheur de la bouderie, c'est la possession conquise !

STANCES ÉROTIQUES DE BHARTRIHARI (Indes).

Les vents qui soufflent en hiver se conduisent ouvertement envers les belles comme s'ils étaient leurs bien-aimés : ils embrassent les fossettes de leurs joues ; ils font entrechoquer bruyamment leurs lèvres en se jouant dans les boucles qui encadrent leurs visages ; ayant enlevé le corset qui enveloppe leur poitrine, ils mettent leurs seins en chair de poule ; ils font grelotter leurs cuisses et ils détachent le pagne qui ceint leurs larges hanches.

*

A quoi bon de longs discours dépourvus d'application? Les hommes ont à choisir icibas entre deux cultes : celui des belles jeunes filles qui n'aspirent qu'aux jeux et plaisirs d'amour toujours renouvelés, et que fatigue le poids de leurs seins; ou celui qu'on rend dans la forêt au *maître absolu.*

Hommes, je vous le dis en vérité, en toute indépendance, et conformément à un axiome admis par tous les peuples; rien n'est charmant que les jeunes filles aux belles hanches et cause davantage notre malheur,

Le flambeau du discernement ne luit pour les sages que tant qu'il n'a pas été frôlé par le rebord des regards rapides des jeunes filles aux yeux de gazelles.

Un chien maigre, borgne, boiteux, sourd, ayant la queue coupée, rempli d'ulcères, souillé de pus, couvert de vermine, épuisé par la faim, affaibli par l'âge et dont la gueule est déchirée par les tessons qu'il ronge, poursuit encore les chiennes; le dieu de l'amour tourmente jusqu'aux mourants.

Vivent les jeux folâtres des belles jeunes filles aux yeux de gazelles! Ils ont le parfum naissant de la luxuriante jeunesse, ils marquent le début des ardeurs voluptueuses, ils ont le gage des conquêtes réservées au dieu de l'amour, ils s'emparent tout doucement des cœurs, ils sont les précepteurs uniques des sentiments qui s'éveillent alors dans les âmes.

Est-il un homme en ce monde qui ait traversé l'océan de ses désirs? A quoi servent les richesses, quand la jeunesse et l'amour, son compagnon fidèle, ont disparu? Courons donc, avant que la vieillesse qui s'avance sans perdre un instant ait ravi leur beauté, auprès de nos bien-aimées qui nous regardent avec leurs grands yeux pareils à des lotus bleus épanouis.

Il n'est ici-bas qu'un jardin rempli de fleurs pernicieuses : c'est la jeunesse. Elle est le temple unique de la passion, la cause de peines plus cuisantes que n'en feraient endurer cent enfers, la semence d'où naît la folie, le rideau de nuages qui couvre la lune de la science, la chaîne des fautes de toute nature.

Une femme aux belles hanches est à la fois ambroisie et poison; nous aime-t-elle, c'est la liane qui produit l'ambroisie; a-t-elle de l'aversion pour nous, c'est une plante vénéneuse.

Les grâces lascives sont innées chez les femmes voluptueuses et elles enflamment le cœur des fous; les couleurs du lotus lui sont accordées par la nature et c'est en vain que l'abeille rôde alentour.

Le dieu de l'amour est un pêcheur; la femme est la ligne qu'il jette dans la mer de ce monde; l'homme est le poisson que le désir fait mordre à la lèvre qui sert d'appât. L'amour l'amène

bientôt à lui et le fait griller sur le feu de la
passion.

LES TRENTE CHARMES DE LA BEAUTÉ [1].

Que celle prétendant à l'honneur d'être belle,
De reproduire en soi le superbe modèle
D'Hélène qui jadis embrasa l'univers,
Etale en sa faveur trente charmes divers !
Que la couvrant trois fois chacun par intervalle,
Et le blanc et le noir et le rouge mêlés
Offrent autant de fois aux yeux émerveillés
D'une même couleur la nuance inégale.
Puisque neuf fois, en ce chef-d'œuvre de l'amour,
La nature prodigue, avare, tour à tour,
Dans l'extrême opposé, d'une main toujours
[sûre,

De ses dimensions lui trace la mesure.
Trois petits rien encore, elle aura dans ses traits,
D'un ensemble divin les contrastes parfaits.
Que ses cheveux soient blonds, ses dents comme
[l'ivoire,

1. Octave Uzanne, *Mœurs du XVIIIe siècle.*

Que sa peau, d'un lys pur surpasse la fraîcheur,
Tels que l'œil, les sourcils, mais de couleur
[plus noire,
Que son poil des entours relève la blancheur,
Qu'elle ait l'ongle, la joue et la lèvre vermeille,
La chevelure longue et la taille et la main;
Ses dents, ses pieds soient courts, ainsi que
[son oreille,
Elevé soit son front, étendu soit son sein;
Que la nymphe surtout aux fesses rebondies
Présente aux amateurs formes bien arrondies.
Qu'à la chute des reins, l'amant sans la blesser,
Puisse de ses deux mains fortement l'enlacer.
Que sa bouche mignonne et d'augure infaillible,
Annonce du plaisir l'accès étroit, pénible.
Que l'anus, que la vulve et le ventre assortis
Soient doucement gonflés et jamais aplatis.
Un petit nez plaît fort, une tête petite,
Cheveux fins, lèvres minces et doigts fort déli-
[cats
Complètent ce tableau qu'on ne rencontre pas

ORAISON FUNÈBRE DE PUISSANTE DAME
JUSTINE, A PARIS

*Grande prêtresse de Cythère, Paphos, Amathonte
et autres lieux.*

Prononcée par Mme GOURDUN, *sa coadjutrice,
en présence de toutes les nymphes de
Vénus* [1].

Aimer le plaisir jusqu'à s'en rendre la victime, lui sacrifier ce qu'on a de plus cher, ne point craindre la mort, pourvu qu'on la reçoive au sein de la volupté, c'est un héroïsme dont il est sans doute peu d'exemples. Combien admirable n'est-il pas dans un sexe aussi faible, aussi délicat que le nôtre, telle fut cependant celle que nous pleurons. Justine naquit de parents pauvres mais vigoureux, atteints tous les deux d'une maladie héréditaire, ils n'en conçurent l'un pour l'autre qu'une passion plus violente, ils confondaient leurs maux ensemble

1. Les sérails de Paris, 1786.

et ils les oublièrent. Des plaisirs si réitérés les conduisirent au lit de mort. S'y voyant sans ressources, ils appelèrent leur fille, cette chère Justine qui comptait alors 12 ans.

« Fruit précieux de notre tendresse, lui dirent-ils, nous n'avons plus qu'un instant à vivre et nous ne saurions mieux l'employer que de vous donner un conseil qui fera le bonheur de votre vie, si vous le suivez. Comptez pour rien tous les jours que vous n'avez pas consacrés au plaisir. Qu'importe qu'ils soient longs, s'ils ne sont pas remplis! Croyez-nous, nous n'avons point d'intérêt à vous tromper dans ce moment; puisse cette maxime être à jamais gravée dans votre cœur! puisse-t-elle vous être rappelée sans cesse par l'image de notre mort! »

A ces mots, ils ramassent leurs forces, ils s'entrelacent, leurs âmes s'unissent et ils expirent.

Le tableau était frappant, Justine, d'un coup d'œil rapide, en saisit tous les traits, elle jura de suivre les conseils de ses parents, d'en faire la règle, la base de sa conduite et sa vie fut l'accomplissement de son serment.

A peine eut-elle mis à exécution les avis de
son père et de sa mère mourants, qu'elle dé-
couvrit en elle-même une source inépuisable
de volupté; elle comprit qu'en lui dictant cette
maxime, ses parents lui avaient laissé l'héri-
tage le plus précieux. Bientôt ses succès s'éten-
dirent, sa réputation et sa beauté lui acquirent
des esclaves distingués, tous les jours de sa
brillante jeunesse étaient marqués par de nouveaux triomphes.

Mais un grand nom est un pesant fardeau!
Il attire à la fois et l'admiration et l'envie!
Justine ne l'éprouva que trop, elle fut obligée
de quitter un séjour où la jalousie empoisonnait
sa gloire et son bonheur; elle résolut de voya-
ger. Plusieurs nations furent témoins de ses
exploits.

Les héros les plus fameux de l'Europe lut-
tèrent tour à tour contre elle et furent défaits.
Elle parcourut l'Angleterre, l'Espagne et l'Alle-
magne. Flegmatique avec l'Anglais, grave avec
l'Espagnol, emportée avec l'Allemand, elle se fit
à tout, s'offrit partout et triompha de tous. Elle
termina ses voyages par l'Italie. Elle fut à

Rome reine du monde, centre du libertinage. Là, git la luxure la plus effrénée, là de pieux fainéants consacrent leurs loisirs et leurs richesses aux raffinements des voluptés, là, des vieillards, blanchis sous les harnais de Vénus, semblent ne plus vivre, ne plus respirer que pour le plaisir. Quel champ de gloire à moissonner pour notre compagne! Mais quels travaux! il lui fallut pratiquer toutes les marches, toutes les contremarches des Italiens, se mettre en garde contre leurs ruses, faire une guerre d'artifices, d'autant plus pénible qu'elle est plus longue. Justine revint couverte de lauriers, mais ces lauriers couvraient des blessures, et si à 22 ans elle comptait plus de succès que n'en comptait la fameuse Ninon de Lenclos après un siècle de vie, ou plutôt s'ils étaient déjà innombrables, ses cicatrices l'étaient aussi.

Parlons sans figure; ses parents, en lui transmettant cette vigueur et cet amour de la volupté, qualités héréditaires dans sa famille, lui avaient transmis une maladie qui en est le fruit. Cette maladie née avec elle, fomentée par le plaisir, accrue par les veilles, était devenue incurable par les travaux et les fatigues de notre héroïne. Déjà tout l'intérieur de sa machine s'en ressentait, la masse de ses humeurs en était infectée, il ne circulait plus que du poison dans ses veines, au lieu de sang.

Tel était son état quand elle revint dans sa patrie. Elle sentit l'horrible ravage qui se faisait au-dedans d'elle-même et n'en fut pas épouvantée. Avertie par là qu'elle n'avait plus longtemps à jouir, elle résolut d'en mieux employer le peu de jours qui lui restaient. Je ne sais combien d'amants voulurent partager ses trophées et ses cicatrices.

Je ne vous retracerai pas, mes chères filles, la dernière partie de sa vie, vous en avez été les témoins, et votre ardeur à suivre ses exemples est une preuve de l'impression qu'elle faisait sur vous. Vous savez avec quelle intrépidité elle voyait approcher à pas lents cette mort, l'écueil des héros et qui mit le comble à sa gloire.

Détruite en détail, cette héroïne s'est toujours survécue à elle-même. Elle voyait peu à peu diminuer le nombre de ses membres et son grand cœur n'en était point affaibli. Son âme retranchée au centre de la vie, où elle a semblé établir son siège, paraissait avoir abandonné la défense du reste. Imaginez-vous un roi qui laisse piller son palais et qui, immobile sur son trône, ne veut s'ensevelir que sous les ruines de ce dernier attribut de sa majesté.

Mais que vois-je, mes chères filles ! Vos sanglots redoublent ! Eh quoi ! malheureuses, des pleurs stériles seraient-ils l'offrande que vous présentez au tombeau de notre abbesse ? Le dirai-je ? je tremble que sous ces regrets que vous arrache le sort de Justine, vous ne déguisiez la crainte d'en éprouver un pareil. Ah ! si mon soupçon était réel, mes chères filles, si quelqu'une de vous éprouvait cette lâcheté, qu'elle se lève, qu'elle sorte ; elle n'est pas digne de cette maison ! Mais plutôt qu'elle reste ; qu'elle apprenne que la mort de Justine fut, non la peine, mais la récompense de ses travaux, et qu'il n'est pas donné à toutes de la mériter.

Moi-même, qui vous parle, combien de fois ne me suis-je pas vue attachée au lit de douleur? J'en suis revenue autant de fois. Que ne puis-je vous montrer mes anciennes blessures? là, vous dirais-je, une pierre vraiment infernale me fit ces horribles cavités; ici, le fer impitoyable détruisit une partie de moi-même pour l'amour de l'autre; ma peau partout cicatrisée, tous mes nerfs affaiblis, n'attestent que trop les douloureux frottements que toutes les parties de mon corps ont essuyées.

Puissé-je mériter la mort de l'héroïne que nous célébrons; puisse mon âme comme la sienne, s'écouler avec ma substance toute fondue en torrents de volupté!

Si l'espoir d'une mort glorieuse fait les héros, l'espérance de l'éviter soutient le commun des guerriers. C'est cette espérance qui doit vous animer, mes chères filles.

Déjà les portes s'ouvrent, quelques équipages entrent dans nos cours; des essaims de fous en sortent; ils amènent avec eux la joie et les plaisirs. Essuyez vos pleurs, rassérénez votre visage; que l'enjouement et les grâces s'y peignent de nouveau : reprenez vos sacrifices ordinaires; que le plus pur sang des victimes efface les larmes dont les marbres de ce salon pourraient être souillés, et songez surtout que ce n'est qu'en imitant Justine que vous honorerez sa mémoire.

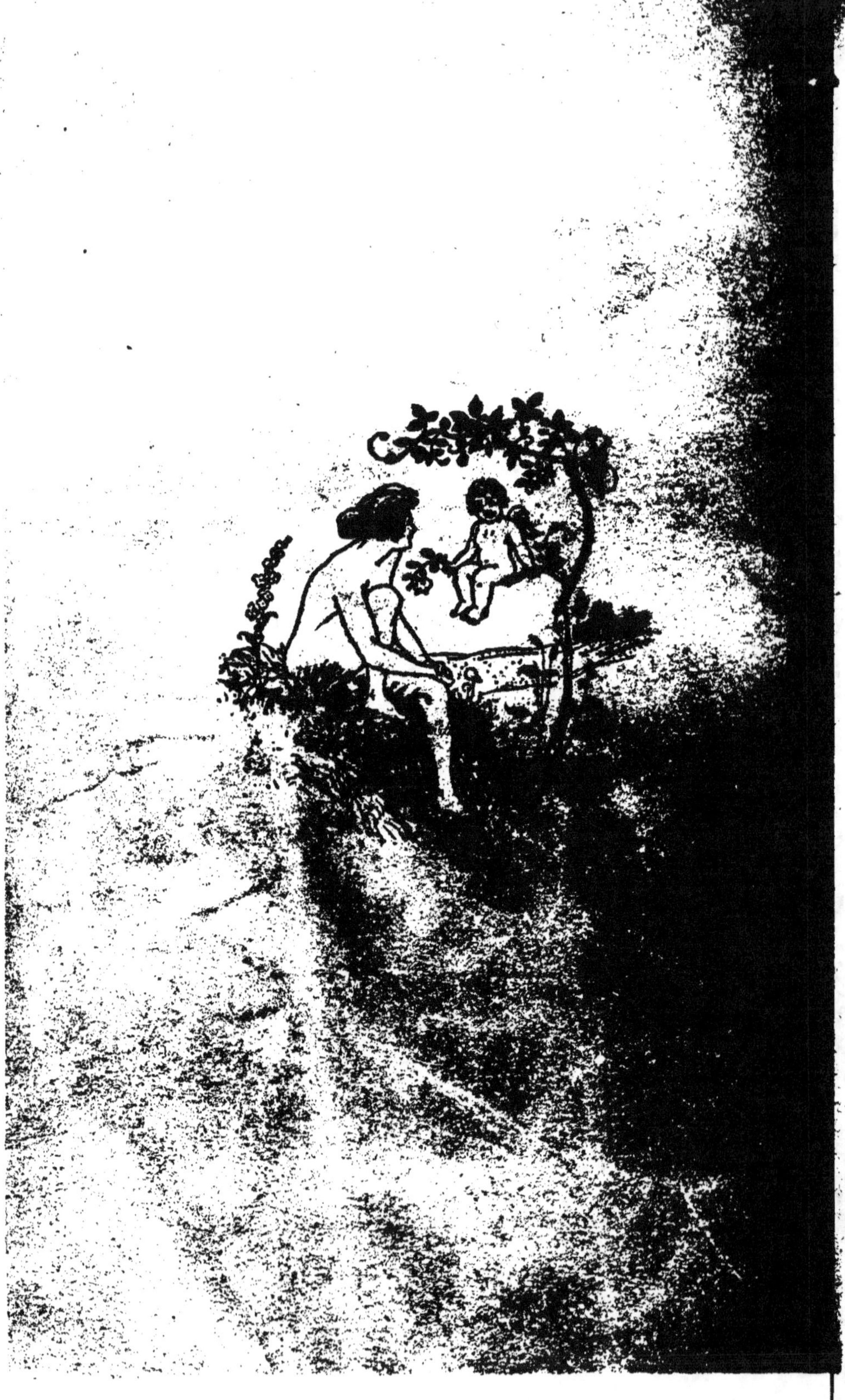